タオ・ストレス低減法

The Tao of Stress
How to Calm, Balance, and Simplify Your LIfe

道教と気功による心身アプローチ

R.G.サンティ 著／湯川進太郎 訳

北大路書房

おみごと！　ロバート・サンティは，伝統的な東洋的実践の原理に従いながら，それを現代の西洋的文脈へと効果的に応用しています。彼は理論と物語と実践を巧みに織りなして，時代を超えた道《タオ》の宇宙的機能を描き出しています。構造化されていて簡潔で取っつきやすい*The Tao of Stress*は，まさに必読です！

———デイビッド・ウェイ

武当山張三豊派第16代継承者

ウダン・ウェスト・カルチュラル・ヘリテージ・センター創設者

ロバート・サンティは，分かりやすい言葉で正確に道教の伝統を表現するとともに，この古の伝統をストレスという人間の抱えるジレンマの現代版に関連づけています。本書の読者は，基本的な道家の実践と，自分のストレスを癒すために日々の生活の中でそれを応用する方法を学ぶでしょう。これは，参加型の人，主には癒しに積極的に関わりたいと望んでいる人にとっては，素晴らしい本です。サンティが分かりやすく説明している通りに道家の実践を行えば，自然な生命エネルギーが培われ，それゆえに，自然にストレスが癒されるばかりでなく，身体・心・魂がより健康になることを実感できるでしょう。

———レジー・パウル博士

異文化心理療法家，関西外国語大学講師

イースト・ウェスト・サイコロジー・サービス（京都市）心理療法家

ロバート・サンティの*The Tao of Stress*における言葉は明瞭です。「駆け回る心」を静め，生活をシンプルにするために道家の原理が有する哲学や心理学そして実践的応用について，彼ははっきりとした展望を持っていますが，それと同じぐらい明瞭です。

———ロナルド・ゼルマン

ドラゴンテール・マインドフルネス創始者

LLC（生活改善に向けて太極拳・気功・詠春拳を用いることを支援するために精力的に活動している会社）の創設者

The Tao of Stress

How to Calm, Balance, and Simplify Your Life

著者より日本の読者へのメッセージ

慢性ストレスは、世界中で大きな問題になっています。慢性ストレスは、身体的・心理的・対人的に有害です。日本でのいくつかの調査でも、慢性ストレスが重要な問題であることがはっきりと示されています。主なストレッサーは、仕事・学校・対人関係・お金・家庭環境・家族関係などです。

本書は、単に慢性ストレスに対処することについて書かれた本ではありません。慢性ストレスを低減したり除去したりするための手助けについて書かれた本です。身体的・心理的・対人的に、健康とウェルビーイングを積極的に求めていくことについて書かれた本です。

道教

慢性ストレスは新しい問題ではありません。あらゆる文明で何千年もの間、取り扱われてきました。本書は、慢性ストレスの低減と除去のために、古の道教の教えを指針として用いています。道家のアプローチは本質的にホリスティックであり、心と身体と環境を統合するものです。ただし、慢性ストレスの問題を扱う際の道家のアプローチは、身体的な技法に基づいています。

日本のみなさんは、道（Tao）、陰陽（yin/yang）、天（tian）、和（he）、神（shen）、気（qi）、精（jing）、自然（ziran）などの、道教と関連した概念や実践の多くと馴染みがあるかもしれません。中国医学の実践は、道教と密接に結びついています。太極拳という武術は、もともと護身術として発達しましたが、道教の教えと強く結びついています。気功の実践もまた、道家の哲学・概念・教えと強く結びついています。

気功

気功という言葉は、唐（六一八－九〇七）と宋（九六〇－一二七九）の時代の両方で記述が見られますが、実質的には一九四九年に新しく作り出されたものです。その際、健康・ウェルビーイング・長寿のための身心技法に焦点を当て、同時に、超自然的な含意もそこから（できるだけ）取り去っています。

生命エネルギーあるいは息である気（qi）に働きかけたり気を練ったりする気功は、気を導いたり引き出したりする導引《どういん》（daoyin）や、魂（神、shen）と生命エネルギー／息（気、qi）と生命のエッセンス（精、jing）の統合を通して生命を養う養生《ようじょう》（yangsheng）という、古の伝統の流れを汲んでいます。また、現代の気功は、武術的な技法や治療的な技法も取り入れています。

本書は、気功という傘の下に含まれるいくつかの実践や技法を紹介しています。坐式八段錦《はちだんきん》（Baduanjin）のすべてと、易筋経《えききんけい》（Yijinjing）の中から八つの動きをお教えします。両方とも、道家の哲学・概念・技法と密接に関連しています。事実、いくつかの研究は、この両方が道家によって創始された、ということを示唆しています。

翻訳

*"The Tao of Stress"*を日本語に翻訳するにあたって、筑波大学人間系准教授である湯川進太郎先生には、深く感謝の意を表したいと思います。私が書いていることや道教に関する彼の理解は素晴らしいものです。彼と出会い、ともに仕事ができたことを幸せに感じています。私たちはまた、大学での学習場面のみならず一般生活の中で、武術・瞑想・気功を応用・統合するという共通の興味関心を持っています。日本のみなさまが本書*"The Tao of Stress"*を読み、楽しみ、実践に用いられるよう、彼が翻訳に注いでくれた努力と手間に、本当に感謝しています。

二〇一四年七月　ハワイ州ホノルルより

ロバート・サンティ

謝　辞

私の妻シャーリーン、私たちの息子イアンとその婚約者であるジョイ・ワタナベ、私の息子アーロンとその妻カレン、彼らの子どもであるエマとローレン、私の娘ジェナイとその夫ジェレミー・クボ、彼らの子どもであるリリアナとキャメロンとカラニとペイソンに、深い感謝の意を表します。彼らが彼らのままであること、人生を通した私の旅の本質的な部分であること、彼らのユーモアと支え、そして私がこの本を書けるよう穏やかな環境を作ってくれたことに、感謝します。

武術・気功・教育・道教・アセスメントといった世界をともに歩んできた道連れであり、三〇年以上にわたる大親友である、マリー・バーグハート。彼女が彼女のままであること、彼女の支援・ユーモア・洞察・治療的直観に、感謝します。

武術・気功・教育の世界をともに歩んできたもう一人の道連れであり、ドラゴン・テール〔訳注：三六インチ（約九一センチメートル）の木製の杖（cane）を使ってゆっくりと動く、台湾の十三式太極拳をベースにした瞑想法〕の師範であり、三〇年以上にわたる大親友である、ロナルド・ゼルマン。彼が彼のままであること、彼の支援・ユーモア・洞察、そして今まで分かち合った魅力的で実存的な議論に、感謝します。

毎週ある太極拳と気功のサークルの賢明な諸先輩方である、マデリーン・ウォン、イーディス・ワタナベ、ハーブ・ハマダ、ジャン・マーティン。ともにこの素晴らしい術を実践するとき、彼らが与えてくれる友情・微笑み・笑い・支援、そして大きなエネルギーに、感謝します。

私の八卦掌《はっけしょう》と気功の師である、シウ・チャン。この術を教えていただいたこと、それについて語り合った哲学的で文化的な素晴らしい話、彼女の洞察・ユーモア・友情、そして太極拳と八卦掌と気功を北京で習うことを勧め、取り計らってくれたことを、感謝します。

私の太極拳と気功の師である、ジージアン・ツァイ。彼の洞察、そして制定太極拳・武器術・推手・易筋経・坐式および立式の瞑想法を教えていただいたことを、感謝します。

本書の出版を実現していただいた、ニュー・ハービンガー出版社に感謝します。特にウェンディ・ミルスティンには、本を書いてみたいかどうかを私に尋ねるための最初の一歩を踏み出してくれたこと、その後、私の提出したものを導き、吟味し、編集してくれたことを、感謝します。そして、メリッサ・カーク、ジェス・ビービ、ニコラ・スキッドモア、アンジェラ・オートリー・ゴードンには、執筆過程で私を導き、私が書いた章を吟味してくれたことを、感謝します。また、ジャスミン・スターにも、原稿の広範な見直しと整理をしてくれたことを、感謝します。

シャミナード大学での私の助手でもあるジャン・マーティン、私の秘書であるパム・シルバ＝パトリノスにも、彼女らのユーモア・力添え・助けに、感謝します。

目次

Practice

◆精神的（心理的）アプローチ

◆身体的アプローチ

目　次

序論

二〇一一年八月にワシントンDCで開かれたアメリカ心理学会（APA）の年次大会での、道教に関するシンポジウム、そんなシンポジウムはAPAでもおそらく初めてだったでしょうが、そこでドナルド・デイビス博士、レジー・パウル博士、ステファン・ジャコヴィクズ博士と私で、「道教と心理学の架け橋：心理学的効用を高めるための心と身体と魂の統合」と題したパネルセッションを行いました。私の発表は、「道教とカウンセリング：環境への適応に向けた統合的アプローチ」でした。シンポジウムはとても盛況で、受けも上々でした。

ニュー・ハービンガー出版社の新規図書編集者の、ウェンディ・ミルスティンもこのシンポジウムに出席していて、後ほど彼女から、パネリストの内どなたか道家の視点からセルフヘルプの本を書いてみないかと打診がありました。私は快諾しました。これが私の最初のステップであり、この本がその結果というわけです。

この本は何に関するものなのか

APAが行った「アメリカのストレス」二〇一一年調査（APA, 2012）において、調査対象となった一二二六名の成人の三九%が、前年度からストレスレベルが増加していると報告した一方で、一七%の人しかストレスレベルが低下していると表明しませんでした。一四カ国の一万六〇〇〇名以上の成人労働者を対象とした最近の調査（Regus, 2012）で、仕事上のストレスについて尋ねたところ、平均して四八%の人が、ストレスレベルが前年より増加していると答えました。アメリカ合衆国の労働者については、その四七%が、仕事上のストレスレベルが前年よりも増加していると回答していました。

この本はストレス、特に慢性的なストレスの問題に関するものであり、そのストレスの低減・除去・予防に向けてあなた自身でできることが書かれています。はっきりと言えば、道家の教えと原理を慢性的なストレスの問題に応用することについて書かれています。道教とは、二五〇〇年の歴史を持った哲学・宗教・心理学であり、私たちの周りの常に変化し続ける世界と調和することに焦点を当てた、生き方のことです。

この本では、私たちが周りの世界や生活様式すべてと調和できるように、慢性ストレスを除去する生き方に焦点を当てます。ここで論じられる慢性ストレス除去のための特別な道家の道筋は、道家の書物を通して散見されます。ただ、それは、一八世紀のテキストである『坐忘論《ざぼうろん》』（Zuowanglun: *Discussions on Sitting in Oblivion or Forgetfulness*）の付録に最もよく示されています。その道筋は、相互に関連して統合している三つの要素で構成されています。すなわち、生活をシンプルにすること、欲を減らすこと、そして心を静めて空っぽにすることです。

道教はしばしば、その本質的な教えを伝えるために物語を幅広く利用しますが、この本でもそのやり方に従いました。同様に、一つの教育的な工夫として、繰り返しを利用するという道家の原理に従いました。こうしたアプローチは必ずしも典型的な西洋的アプローチとは相容れませんが、これは道家の伝統、すなわち、人々が慢性ストレスに打ち勝つのを助けるのに優れた伝統の一部なのです。

本書の構成

序論と結論を除くと、この本は四つの部分に分かれています。第1部の二つの章は、ストレスと道教についてのいくつかの基本的な事項を押さえています。残りの三つの部分は、『坐忘論』の三つの要素に基づいています。第2部「生活をシンプルにする」は、思考をシンプルにする、行動をシンプルにする、そして、自分や他人に干渉しない、といったことに関する章からなっています。第3部「欲望を減らす」は、欲望を理解する、世の中の活動に巻き込まれないようにする、思考と行動を変えて欲望を減らす、といったことに関する章からなっています。第4部「心を静めて空っぽにする」は、身体に基づいた道家瞑想の核と、真なる人〔訳注：真人、zhenren: 道《タオ》を会得した人、道教の奥義を極めた人〕という道教の概念に関する章からなっています。

第2章から、各章は二つの部分で構成されています。すなわち、慢性ストレスに対処するための精神的なアプローチと、主として気功のポーズを用いた身体的なアプローチです。本書の目的としては、精神的なアプローチと身体的なアプローチは同じぐらい重視しています。ですので、両方とも実践することを薦めます。

精神的アプローチと身体的アプローチ

精神的アプローチとして読者のみなさんにお伝えするのは、意識的に、意図的に、直接的に、ある特定の問題に気づき、その原因を検討し省察し、それを解決するための策を考え、それを実行に移す、ということです。各章では、ある特定の文脈、慢性ストレスをもたらしているその文脈の中の問題、ストレスがいかに維持されているか、ストレスはどのように除去できるか、に焦点を当てます。精神的なアプローチには、後向きのもの（「私は慢性的にストレスを感じているので、それを除去したい」）と前向きのもの（「それ（ストレス）を除去したのだから、もう元に戻らないでほしい」）の両方あると考えられています。

身体的なアプローチは、本質的により一般的なものですので、何らかの特定の問題やその原因に意図的にあるいは直接的に焦点を当てることはなく、慢性ストレスへの明白な関心、つまり、健康やウェルビーイングに焦点を当てています。そこでは読者のみなさんに、適切な身体の配置と、注意・集中・呼吸の訓練によって自己の根っこあるいは芯（中心）をはっきりとさせる方法をお教えすることに重きを置きます。また、身体をストレッチしたりリラックスさせたりする方法についても教示します。根や芯のある身体は健康的であり、慢性的なストレスに晒されません。このアプローチは、身体を落ち着かせてリラックスさせることによって、心がリラックスして静まり空っぽになる、という観察結果に基づいています。この方法は、あなたの慢性ストレスを弱める手助けとなるでしょう。

身体的アプローチのもう一つの利点は、それを練習すればするほど、身体的心理的に絶え間ない動揺をもたらし、慢性ストレスを生み出すような、問題のある思考・欲望・行動を求めたり強めたりするのに割かれる時間がますます減る、ということです。こうして身体的アプローチは、精神的アプローチと同じ領域にではありますが、まったく違うやり方で応じます。

このように道家の道筋は、精神的アプローチと身体的アプローチの両方を合体させたものであり、心と身体と環境を扱うものですから、それは本質的にホリスティックです。慢性ストレスを癒すためには、あなたの生活の中に両アプローチを組み入れていく必要があります。

気功

気功（qigong）の文字通りの意味は、気を鍛える、気を練る、気を養う、ということです。**気**（qi）とは生命エネルギーであり息（呼吸）でもあります。ある人が病気のとき、その人の気は身体を自由に循環していません。その人の心と身体と環境は調和していません。その人は芯や根を失ってしまっています。気功の実践は、あなたの芯と根を見つけ、維持することに焦点を当てています。つまり、あなたの気を自由に循環させます。心と身体と環境の調和を再生し維持します。リラックスの仕方を教えます。そして、慢性ストレスを減らして除去する手助けをします。

　気功や**太極拳**（taijiquan: しばしば tai chi や tai chi chuan と表記されることもある）の効用を証明した研究はかなりあります。そこでは、ライフスタイルや慢性ストレスと関連する身体的問題と心理的問題の両方を扱っています（例えば、Wayne, 2013; Jahnke et al., 2010; Rogers, Larkey, & Keller, 2009）。また、瞑想の身体的心理的効用を確認した研究もかなりあります（Davis & Hayes, 2011; Walsh & Shapiro, 2006）。

　この本の中では、二つの基本的な気功をお教えします。両方とも、かなり古くからあるものです。最初のものは、（坐式）八段錦（Baduanjin; Sitting Eight Pieces of Brocade）であり、これは静かにしているポーズと動いているポーズを合わせたものです。本書では、八段錦の八つすべてのポーズをお伝えします。二つ目のものは、易筋経（Yijinjing; Method of Changing and Transforming the Muscles and Tendons）です。これは立った状態で静かにしているポーズと動いているポーズを合わせたものです。本書では、この形《かた》（型）の中から八つのポーズを学びます。

　第2章から、各章ごとに、八段錦の一つのポーズと易筋経の一つのポーズのやり方を示します。次の章では、一連の流れとして次に続くポーズをお教えします。新しいポーズを習ったら、必ず前のポーズとそれを結びつけるようにしてください。例えば、三番目の八段錦のポーズを学習し練習した後には、一番目のポーズに戻って実践し、二番目のポーズを続け、さらに三番目のポーズを実践します。すべてのポーズに対してこの手順を踏んでください。八段錦と易筋経は、実践者がすべてのポーズをし終わるまで、次々と連続して行うよう組まれています。このように練習することで、気功実践から最適な効用を得ることができるでしょう。

食べること・飲むこと・眠ること・運動すること、そして慢性ストレス

第4～6章はすべて、食べること・飲むこと・眠ること・運動すること、そして慢性ストレスについて論じていますが、第4章は行動、第5章は不干渉、第6章は欲望という文脈でそれぞれ述べています。各文脈は、食べること・飲むこと・眠ること・運動することをちょっとずつ違った視点から眺めています。これらの文脈はそれぞれ別々の章で探求されていますが、道教では、すべては相互に関連していますから、これらの文脈は互いに重なっていますし、互いに調和しています。

中国語のテキスト

私が参照する古の道家のテキストは、『道徳経』（Daodejing; Tao Te Chingとも綴られるときがあり、しばしば*The Way and Its Power*と訳されます）〔訳注：『道徳経』は『老子』もしくは『老子道徳経』『道徳真経』とも呼ばれる〕、『荘子』（Zhuangzi; 人名なので、訳はありません）、『列子』（Liezi; 人名なので訳はありません）、『坐忘論』（Zhuowanglun; *Discussions on Sitting in Oblivion or Forgetfulness*）、『内業《ないぎょう》』

(Neiye; *Inner Explorations*)、『易経』(Yijing; I Chingとも綴られるときがあり、しばしば*The Book of Changes*と訳されます)、『(黄帝) 内経』(Neijing; *Classic of Internal Medicine*)、『(孫子) 兵法』(Bingfa; *The Art of War*) です。これらのうちのいくつかは、二二〇〇年以上前のものです。『易経』は、長い年月をかけて多くの著者によって作り上げられてきたと、伝統的には信じられています。『道徳経』は、哲学者・老子 (Laozi; 紀元前六～五世紀) によるものと伝えられています。『荘子』は、哲学者・荘子(紀元前三七〇－二九〇)が部分的に書いたものとされています。『内業』(紀元前四世紀)は、『菅子』(紀元前一世紀に編纂され、紀元前五～一世紀の間に書かれた作者不明の随筆を集めたもの) の中の一章です。『兵法』は、伝統的には孫子 (Sunzi; Sun Tsuとも綴られるときがあります。紀元前六世紀) によって書かれたと信じられています。『内経』は、著者は不明ですが、ほぼ二〇〇〇年前のものです。『列子』は、哲学者・列子によるものと伝えられていて、だいたい一七〇〇年前のものと信じられています。『坐忘論』は、道家の道士・司馬承禎 (Sima Chengzhen、六四七－七三五) によって書かれた、ほぼ一三〇〇年前のものです。この本の中で引用する特定の参照箇所については、原本の中国語を私自身で翻訳したものを用いています。

日誌をつける

本書を通して、様々な活動、実践、気功を行った後には、そこでの経験を日誌につけることをお薦めします。どんな形式でもあなたがやりやすければ何でもよいです。ノートでも、コンピュータでもよいです。こうして日誌をつけることで、経験を省察できるようになりますし、あなたの挑戦を記録に残すことができますし、慢性ストレスの除去へ向けた道家の道筋を辿って旅しながら成長することができます。日誌をつけるという行為そのものが、慢性ストレスを減らすのに有効な治療的手段であり役に立つ方法なのです（Howes, 2011）。

この本の使い方

この本は、精神的なアプローチと身体的なアプローチを順序よく並べて構成されています。先に述べましたように、両アプローチを合体させ統合していくこと、両方を同じぐらい重視して取り扱うことが肝要です。急いで全部を通して読み切る必要はありません。時間をかけて、特に気功には時間をかけてください。

さあ、そろそろ旅の始まりです。『道徳経』の第六四章で老子が言っているように（Wang, 1993, p.249）、「一〇〇〇マイルの旅も最初の一歩から始まる」です。

第1部

ストレスと道教を理解する

第1章　ストレスと道教

本章は二つの部分からなります。最初の部分は、ストレスの基本、闘争逃走反応、そして慢性ストレスに関わる問題を探ります。二つ目の部分では、道教について紹介し、慢性ストレスの問題に向けた道教的な解決策を説明します。

通常のストレス

最も基本的なレベルとして、ストレスとは、常に変わり続ける私たちの世界の中で、課題に向き合い、問題を解決するのに役立つように、身体と脳に起こる変化のことです。こうした変化には本来、エネルギーが増し、注意力や集中力が鋭くなり、行動への動機づけが高まり、実際に行動する、といったことが含まれます。これが通常のストレスです。

通常のストレスは、問題への解決策を見つけるのに役立ちます。例えば、朝目が覚めた後、まだふとんの中にいるとき、おそらく、トイレに行く必要があることを知らせる感覚を経験するでしょう。

これが、問題です。あなたは上半身を起こして、立ち上がり、それからトイレまで歩いて行く必要があります。これが、解決です。これを達成するために、身体と脳は一連の変化を辿る必要があります。

あなたは、トイレに行くことに注意を向け続ける必要があります。あなたは、起き上がってトイレに行くよう動機づけられる必要があります。あなたは、起き上がってトイレに行くことに注意を向け、動機づけられ、実際に行動するよう、エネルギーのレベルを高める必要があります。ふとんの中に横になっている状態から、上半身を起こし、立ち上がり、歩くという状態までの変化は、ただふとんの中にじっと寝ているよりも多くのエネルギーを消費します。ですので、あなたがトイレに行けるよう、筋肉に多くのエネルギーを伝達しようとするために、心拍と血圧が上がり、呼吸が早くなります。これが通常の自然なストレスの例であり、脳と身体が毎日経験していることです。

闘争逃走反応

通常のストレスが脅威に基づいている場合、私たちはそれを闘争逃走反応あるいはストレス反応と呼びます。闘争逃走反応は、めったに起きない目前の脅威に向き合い即座にそれを解消するのに役立つよう進化したものであり、脅威がなくなれば反応も止みます。それが通常のストレスと違うのは脅威に基づいている点であり、生じる変化は得てしてかなり強いものであり、考える余地なく非意識的に起こってしまいます。

闘争逃走反応のもともとの機能は、身体のエネルギー産生を増やし、そのエネルギーを様々な生理学的システムに送り込み、そのシステムによって警戒した状態になり、行動するよう動機づけられ、実際に戦うか逃げるか立ち止まるかしなければならない場面で戦うか逃げるか立ち止まる準備が整うことで、知覚された潜在的脅威に対処するのを助けることです。私たちはこのように、自分自身の保護と生存のために準備されているわけです。

ここに一つの例として、闘争逃走反応が、ある脅威によって生じた問題に対する解決策をどのように導くかを示します。夜遅くに、あなたは一人で、薄暗い駐車場に置いてある自分の車のところまで歩いているとします。あなたは不安と緊張を感じています。あなたはただ、安全にあなたの車に辿り着くことだけに集中しています。あなたは車のところまで来て、それに乗り込みます。ドアをロックし、エンジンをかけ、発進します。車が走り出せば、あなたは自分の身体がリラックスし始めるのを感じることができるでしょう。

ここでは何が起こったのでしょうか？　あなたは脅威を覚えていました。あなたは自分の車に安全に辿り着き、自宅に戻りたいと思っていました。あなたの闘争逃走反応は、準備されている通りに、自動的かつ適切に活性化されました。あなたは一人きりであり、あなたの生命に対する正真正銘の潜在的な身体的脅威を感じたわけです。脅威とは、その場の状況とそこに関わるすべてです。緊張・不安・脅威に基づいた思考、注意の集中は、すべて闘争逃走反応の一部であり、それによってあなたは危険に対して警戒するようになり、潜在的な脅威に直面するための準備が整います。無事に自分の車に辿り着いて走り去ることで脅威を解消したとたん、あなたの闘争逃走反応は自動的に消えます。

脅威が解消されたとたんに闘争逃走反応が自動的に消えるのには、基本的に二つの理由があります。一つ目は、いったんスイッチが入ると、ストレス反応に関連した身体システムが通常の限界値を超えるので、システムが長い時間壊れないままでその強さを保つことができない、ということがあります。二つ目の理由は、ストレス反応が起こっているときに荷担していない身体システムからはエネルギーが転用されていますが、それらのシステムが機能するのに十分なエネルギーが確保されないと、やがてそのシステムがダメージを受けたり壊れたりしてしまう、ということです。

慢性ストレス

闘争逃走反応が消えなかったり、あまりにも簡単に活性化したりしてしまうと、ストレスが問題になってきます。慢性ストレスとは、潜在的な脅威をずっと知覚し続けることで闘争逃走反応が継続して活性化すること、もしくは、脅威と知覚される日常生活での面倒事のせいで闘争逃走反応が頻繁に活性化することです。こうなってしまうと、闘争逃走反応は正しく機能しなくなってしまいます。期待通りに私たちを助けてくれなくなってしまいます。実際には、私たちを害するようになってしまいます。

ＡＰＡの「アメリカのストレス」調査（APA, 2007, 2008, 2009, 2010, 2012）の結果ははっきりと、慢性ストレスが身体的・心理的・対人的・職業的な健康に対してかなり有害な影響を及ぼすことを証明しています。五つの調査を通した結果に基づいて、一番最近の「アメリカのストレス」調査は「国民は、ストレスに由来する公衆衛生危機の寸前にある」（APA, 2012, p.5）と示唆しています。調査が示しているのは、外来患者が医師に報告する症状の六〇〜九〇％は、慢性ストレスと関連するか、それによって悪化するか、またはそれが原因である、ということです（Benson, 1998; WebMD, 2011）。慢性ストレスは明らかに、私たちにとってよくないものなのです。

このことがどうやって表に現れてくるかを示す例がここにあります。あなたがちょうど退社するときに、上司が近づいてきて、明日の朝一番で約三〇名の同僚の集まる会議で二〇分のプレゼンをするように言われたとしましょう。上司は、あなたが先日その上司に述べたアイディアについて、（会議で）話してほしいということです。あなたの口の中はすぐにからからです。胃がむかむかします。あなたは、ためらいながらも、うなずきます。

家に帰る途中、あなたはプレゼンのことばかりを、そして、それがもしかしたらうまくいかないのではということばかりを考えてしまいます。家に帰って夕食を取ろうとするけれど、胃はまだむかむかしているし口も渇いているし、ほとんど食べることはできません。その後、あなたは寝るまでの時間をすべてプレゼンの案を考えるのに費やします。なかなか心配がなくならないために、歯を食いしばって集中し続けます。やがて寝床に入りますが、なかなか寝つけません。やっと眠りに落ちそうになるとたんに、目が覚めてしまいます。

翌朝起きたときには、まったく休めた感じがしません。何か食べようとしますが、まったくお腹が空いていません。車で会社に向かう途中、考えることは全部、プレゼンのことと、それがうまくいかなかった場合のことばかりです。あなたは会社に到着し、会議室へ向かいます。

心臓の鼓動は速くなっています。呼吸も速く浅くなっています。胃はまだむかむかしていて、口の中は本当にからからです。部屋はとても涼しいのに、あなたはかなり汗をかいています。筋肉は強ばって痛いぐらいです。あなたは、プレゼンがとんでもないものになるのではないかと心配するのを止めることができません。

上司があなたを紹介します。あなたは演壇まで歩いて行き、聴衆を見渡します。たくさんの人がいます。あなたは自分のノートに目を落とします。話そうとしますが、何も頭に浮かんできません。あなたはただ、固まったままです。

このケースでは、闘争逃走反応が何時間も継続的に活性化し続けていました。本当の脅威は存在せず、さらに悪いことに、知覚された脅威、つまり、同僚の前で無能扱いされる恐怖に対処するために闘争逃走反応が何の役にも立っていなかったのだから、それは不適切に活性化されたことになります。実際、闘争逃走反応の活性化によって状況が悪化したり、慢性的な活性化が睡眠・食事・思考・全般的な心身の健康にネガティブな影響を与えたりしたので、それは有害なものでした。あなたは知覚された脅威について考え続け、心配し続け、その結果、問題は解決されませんでしたので、闘争逃走反応は決して止むことはありませんでした。

私たちは脅威を探知するよう備わっていますが、不幸なことに、脳は、身体的な脅威、心理的な脅威、潜在的な脅威、予想される脅威、自己生成的な脅威、想像される脅威の区別をすることがありません。これらはすべて、闘争逃走反応を起動し、維持します。たとえどんなにちょっとしたものであろうと、脅威であると知覚するものは何でも、闘争逃走反応を活性化し続ける力があります。自分がどう振る舞うべきだと考えられるか、他人がどう振る舞うべきだと考えられるか、そして世界がどう動くべきだと考えられるかについて、その脅威にヒントが含まれているかどうかにかかわらず、です。その形態がどうであれ、知覚された脅威は、身体的か心理的か社会的か、何らかのレベルで私たちの存在を潜在的に脅かすと考えられています。

通常のストレスの身体的心理的影響

現実のものであろうと想像上のものであろうと、知覚された脅威に対して私たちが身体的にまたは心理的にどのように反応するかは、ストレッサー〔訳注：ストレスを引き起こす元となるものやこと〕の文脈に依存しています。私たちの反応はまた、遺伝構造、家族歴、生活経験、世界の構成の仕方、対処のメカニズムと関係しています。

闘争逃走反応がいったん起動すると、多くの身体的および心理的な変化が即座に起こります。身体的には、心拍が上がり、血圧が高くなり、呼吸が速く浅くなり、筋肉が緊張し、血液が固まりやすくなり、脂肪が分解されて血流に入り、体表や末梢から筋肉へと血液が集められ、汗をかき、インシュリン産生が増強され、消化作用が抑制され、免疫システムの一部が停止し（Segerstrom & Miller, 2004）、アドレナリン・ノルアドレナリン・コルチゾールといったホルモンが分泌され血流に入ります。

こうした変化のすべてはいくつかの目的のために生じます。それは、エネルギーを増やして、戦うか逃げるか固まるかするためにエネルギーを必要とする身体の部位にエネルギーを送り込み、戦うか逃げるか固まるかには必要のない身体の部位にエネルギーを無駄使いしないようにし、知覚された脅威から身を守るためです。いったん脅威が解消されれば、闘争逃走反応は止まって、身体システムは通常の機能を回復します。

潜在的な脅威を知覚した結果として起こる最初の心理的な変化はすべて、その脅威に意識を向け続けて反応することと関連があります。生存に関わることなので、ぼんやりしている余裕はありません。多くの場合、まずは緊張してどきどきします。こうした気持ちは、私たちに潜在的な危険が迫っていることを警告しています。私たちの注意は、潜在的な脅威を見つけるために、環境を絶え間なくスキャンします。こうした過覚醒によって私たちは、環境中の潜在的な脅威を知覚し、気にかけ、心配し続けます。注意によって潜在的な脅威だと選り分けたものに集中力が釘づけになり、その結果、私たちはそれに向き続けることになります。

脅威に基づいた思考は、ある特徴を持っています。それは、自己中心的であり、バイアスがかかっていて、絶対的であり、白か黒かであり、価値判断し、杓子定規であり、ぼんやりすることなく、機械的です。私たちの大昔の先祖にとって、脅威に一点集中することから逸れたりぶれたりすることは、結果として死を意味したのかもしれません。過度な警戒心、過覚醒、そして脅威に基づいた思考はひとまとめとなって、潜在的な脅威に対する警告を私たちに発し、その脅威に集中することを維持し、直面することを動機づけます。いったん知覚された脅威が解消されれば、私たちの注意・集中・覚醒・感情・思考形態は通常の状態に戻ります。

慢性ストレスの身体的心理的影響

闘争逃走反応が慢性的にあるいは頻繁に活性化すると、生じる身体的心理的変化は私たちの健康にとって有害なものとなります。人間の身体は、継続して、あるいは長期間にわたって、ストレス反応の激しい変化に耐えられません。通常のストレス反応における激しい変化が元の平常時に戻れない場合に何が起こるかを想像してみてください。身体的には、心臓が過活動状態となり、持続的な高血圧によって過覚醒となり、呼吸障害になり、エネルギー産生が妨げられ、消化作用に問題が生じ、高い血糖値が続いて糖尿病になり、急な血液凝固は脳卒中や心臓発作を引き起こすでしょう。

持続的な筋緊張は頭痛、視覚障害、呼吸障害、運動障害、姿勢に関わる問題、そして全般的な疲労、痛み、凝りをもたらします。免疫システムが抑制されると、バクテリアやウイルスに感染しやすくなり、全般的な抵抗力や自然治癒力が阻害されます（Segerstrom & Miller, 2004）。

継続してストレスホルモンが高いレベルのままだと、これもまた私たちの健康やウェルビーイングに有害となります。さらにそれは、闘争逃走反応を活性化し厳戒態勢を維持することになり、永遠に循環し続けます。コルチゾールが慢性的に高い状態は、免疫システムを抑制し、インシュリンの機能を阻害し、その結果、血糖値が高まり、食欲が増加し、高脂肪の食品を食べたくなります。また、コルチゾールが高いと腹回りに脂肪がたまるようになり（Bouchez, 2011）、骨密度が低下し、筋肉が衰えます（Scott, 2011; McEwen, 2002）。

慢性ストレスの心理的な影響に関しては、心がずっと乱れた状態のままで、集中したり考えたりする力が阻害されます。ネガティブな考え方が世界観を支配します。愚痴・不平・嘆き・批判・貶め・皮肉・冷やかし・嘲笑・蔑み・侮り・愚弄・軽視などはすべて、ネガティブ思考の形態であり、ネガティブ思考は常に脅威に基づいています。これは循環を永続させます。つまり、脅威に基づいた思考は闘争逃走反応を活性化し維持するので、問題に対する潜在的な解決策を見つけにくくしてしまいます。

ここまでに挙げたネガティブ（脅威に基づいた）思考のわかりやすい形態に加えて、絶対的で、限定的で、しなやかでなく、価値判断しがちで、黒か白か、二者択一的な（生きるか死ぬか、良いか悪いか、など）、ある種の持続的な思考は、闘争逃走反応を不適切に活性化します。なぜそうなるかというと、こうした絶対的で白か黒かという見方に反する思考や意見はいずれも、私たちが世界を構成し世界と関係する仕方への脅威として受け止められるからです。

最後に、持続的な不安は明らかに問題であり、それによって、中性的なもしくは脅威でない刺激が潜在的に脅威だというふうに不適切にラベルづけされることがあります。不安が続くと、私たちは絶えず気を揉み、心配で、強迫的になります。注意や集中はとぎれとぎれになり、心は潜在的な脅威をせわしなく探し回っています。

心理社会的な脅威

知覚される潜在的な脅威のリストは無限です。あなたはただ自宅の椅子に坐りながら、経済・地球温暖化・仕事・お金・家族の問題・友人・政治、以前にしたあるいはこれからする議論、非現実的な締切や目標、あなたの娘の六ヶ月後の結婚式が問題なくうまくいくかどうかなどについて、心配し始めることが可能です。何に注目していようとも、こうして心配することで闘争逃走反応が起動し、あなたはストレスを感じるようになります。あなたの心配が過剰になったり持続したりすれば、闘争逃走反応は絶えず活性化したままになり、あなたは慢性的にストレスを感じるようになります。

潜在的なストレスのもう一つの源泉は、生活の複雑さです。たとえ本質的に重要でないちょっとしたことでも、処理する必要があると思うことがあればあるほど、潜在的な脅威を知覚する可能性が高くなり、それは闘争逃走反応を活性化します。多くの人が、マルチタスクでもって、長いｔｏ-ｄｏリストを処理しようとします。しかし、同時に多くのことをしようと試みると、専心し、注意し、集中するという能力が妨げられます（Rosen, 2008）。こうなると、人のエネルギーは消耗してしまい、結果的にストレスとなります。

欲しいけれどもまだ持っていないものも、有形無形にかかわらず、潜在的な脅威となります。なぜなら私たちはそれを自分の自己価値と結びつけるからです。そうしたものを持っていないとしたら、家族や友人や社会は自分のことをどう思うだろうかと考えてしまいます。自己価値が他人によって決められると思い込み、そうしたものを望み続ける限り、私たちは脅威を感じ、慢性的にストレスを感じ続けることでしょう。

かつて欲しいと望み、すでに今持っているものについても、有形無形にかかわらず、同じことが言えます。この場合は、ひょっとしたらそれらを失うかもしれないという不安と恐怖があるからです。潜在的な喪失の脅威はストレス反応を活性化し、そうしたものを失う恐怖を抱いている限り、闘争逃走反応は活性化したままとなるでしょう。

Practice

ストレスを検証する

ストレスに関するこれまでの議論を、よりずっと直接的にあなた自身やあなたの関心に関連づけることのできる課題を、試していただきたいと思います。ここでのエクササイズは、あなたのストレス経験に関するものです。それは、二つの部分で構成されています。あなた自身の生活の中での闘争逃走反応の適切な活性化を吟味することと、不適切な活性化を吟味することです。このエクササイズでの質問に答えるために、日誌を使うとよいでしょう。そうすれば、答えを書くのに十分なスペースを確保することができます。

最初に、あなたの生活の中で、闘争逃走反応が適切に――知覚された脅威に対処するのに役立つような形で、活性化したときの状況を思い浮かべてください。

一　何が起こったのかを書き留めてください。闘争逃走反応を活性化した問題や脅威は何だったでしょうか？

二　問題や脅威に直面したときに、あなたの心と身体で起こっていると気がついたことについて考えてください。あなたの心臓はどきどきしていたり、呼吸が速くなっていたり、汗をかいていたり、不安や緊張を感じていたりしていたかどうか覚えていますか？　何について考えていたか覚えていますか？　問題や脅威に注意を向け続けていましたか？　そのとき、気がついた変化と問題や脅威とを結びつけることはできましたか？

三　そうした身体的心理的変化はあなたが脅威に直面したり問題を解決したりするのにどのくらい役立ったかについて、思い出すことをすべて書き留めてください。

四　問題や脅威が解消された後に起こったことを覚えていますか？　気持ちはリラックスしましたか？　問題や脅威に直面しているときに経験した変化は、問題や脅威が解消された後には、なくなりましたか？　問題や脅威に直面しているときに身体的にあるいは心理的に感じたことと、問題や脅威が解消された後に感じたことの間にある違いに気がつきましたか？

次に、闘争逃走反応が不適切に――知覚された問題や脅威に対処するのに役立たない形で、活性化したときの例を思い浮かべてください。

一　身体と心の中で起きていること、気がついたことを書き留めてください。闘争逃走反応を活性化した問題や脅威は何でしたか？

二　そうした変化や闘争逃走反応の不適切な活性化が問題や脅威に対処するのに役立ったかどうか、あるいは、それらは問題や脅威の解消を妨害したかどうか、書いてみてください。

三　あなたの声が大きくなったり高くなったりして、対人的な葛藤が悪化したのに気がつきましたか？　思考が空回りして集中するのが困難になりましたか？　気が散って、重要なことを忘れてしまったりしましたか？

四　闘争逃走反応の不適切な活性化によって、多少とも状況が悪化しましたか？　例えば、問題や脅威について心配することで、寝つけなかったりよく眠れなかったりしましたか？

道教はいかにストレス対処に役立ちうるのか

ここであなたは、慢性ストレスが現代的な問題だと考えれば、道教という古の哲学がそれに対処するのにどう役立つのかと訝るかもしれません。しかしながら、慢性ストレスとそれが身体的心理的健康に及ぼす影響は、少なくとも二五〇〇年前の、古の道家の実践者や創始者にとっても問題だと認識され理解されていました。そして道教は、その後長い間、こうした問題に対処する方法を提供してきました。

道家の観点から捉えた慢性ストレス

道教において、慢性ストレスは、変化・変容の必然的で継続的な過程と調和していない状態とみなされます。私たちは調和していないとき、芯や根を失っていますが、これにはいくつかの意味が含まれています。

・エネルギーと息（呼吸）が、おそらく身体の様々な場所で妨害されたり制限されたりしているために、身体を自由に循環していない。
・思考・願望・感情・行動・生活様式・環境、そしてそれらの組み合わせが過剰かもしくは不足している。
・心と身体が興奮し続けているために、ばらばらになっている。
・心と身体と環境が統合されていない。
・生活が複雑すぎる。

西洋人の大半は、慢性ストレスに関して違う見方をします。彼らは、慢性ストレスとは継続的にあるいは頻繁に活性化した闘争逃走反応が生じている状態である、環境的な要求に対処できない状態である、などと考えています。ただ、どちらの見方でも、身体的心理的な症状やその根底にある原因は同じです。両方とも、脅威に基づいた願望を伴う、脅威に基づいた習慣的な思考や行動が、慢性ストレスのもともとの源泉です。両方のアプローチとも、同じ種類の身体的心理的症状と根本原因を認めていることを勘案すると、道家の教えや実践や技法は、慢性ストレスの軽減あるいは除去と関連しているのは確実です。

道教の基本的な概念

道教の中には、様々な伝統・流派・教え・テキスト・実践がその名の下に存在しますが、それは、それらが多くの共通性を持っているからです。そうした共通性は、道教の土台となる基本的な概念です。それらはまた、慢性ストレスを定義し軽減するのに直接関係します。

◇陰と陽

道教では、存在とは変化・変容の継続的循環的過程とみなされています。この変化・変容の継続的循環的過程に関する最も基本的な説明は、**陰陽**（yin and yang）という相補完する宇宙的力の間の調和した相互関係によってなされます。私たちの身体的心理的側面を含めて、あらゆることは、陰陽の様々な混合あるいは模様でもって構成されています。すべての思考・感情・行為・行動・変化・変容は、陰陽という宇宙的な力の影響もしくは力間の関係性に基づいています。

文脈によって、あるケースでは陽がより支配的な場合もあれば、別のケースでは陰がより支配的な場合もあります。ある文脈では、陰陽のバランスが保たれています。そのような陰陽の調和的で相補的な相互関係の例としては、天と地、収縮と膨張、吸気と呼気、昼と夜、能動と受動、喜びと悲しみ、オンとオフ、動と静などがあります。

陰陽を考える最も簡単な方法は、おそらく、生殖の過程について考えることです。女性（陰）は男性（陽）と統合し、共生する過程の中で、子孫が創造されますが（変容）、それは母性愛（陰）と父性愛（陽）の両方を捧げることで成り立ちます。もしその子が男性なら、陽の特徴が支配的になります。もし女性なら、陰の特徴が支配的になります。ただ、どちらの場合でも、他方の補完的な要素は存在しますし、影響力を持っています。そしてその子は成長し（変化）、やがて生殖の循環に参加することになります。

思考・欲望・感情・生活様式・環境・行動が過剰な（多すぎる陰もしくは陽によって特徴づけられ

る）、もしくは不足している（不十分な陰もしくは陽によって特徴づけられる）とき、私たちは自分の根を失った、しなやかさのない、中心にいない、調和していない――別の言い方をすれば、慢性的なストレス状態にあります。慢性ストレスの除去という点で道教が目指しているのは、陰陽の調和的な関係――過剰も不足もしていない関係――を再建することであり、そうすれば私たちは根や芯を持つようになります。

◇気

すでに述べたように、気とは生命エネルギーでもあり息（呼吸）でもあります。それは宇宙を、そして、身体を循環しています。それは、有機体と非有機体を含むあらゆるものの基礎的成分です。それは、陰陽の働きを通して私たちの世界を作り上げるよう、様々な形態や構造を持ちます。私たちは、自身のもともとの気を両親からもらい、呼吸や飲食から得た気を通して生命を維持します。

私たちの気の巡りが過剰になったり不足したりして、そのために思考・欲望・感情・行動・生活様式・環境のせいで滞ったりすると、私たちは芯を失い、もはや根のない状態となり、しなやかさがなくなります。陰陽が調和していません。心と身体と環境が統合されていません。つまり、慢性的なストレス状態ということです。

この本で学習する、様々な道家の実践、技法、そして瞑想はすべて、身体を巡る気の自由な流れを復元するために向けられたものです。その結果、芯を得て、根を張り、しなやかになります。心と体と環境が統合されます。陰陽が調和します。つまり、慢性ストレスから自由になります。

◇道《タオ》

道家が調和していることを語る場合、究極的には彼らは道《タオ》との調和について述べています。**道《タオ》**(Tao)とは、自然とその律動的なパタンを含む、あらゆるものを創造する源泉です。道《タオ》は本質的に、自由に循環する気が陰陽によって形作られたり、変化や変容をもたらされたりする過程であり、常に変化し、連動し、調和し、相互作用するものです。

道《タオ》はしばしば、大きな通路に例えられます――それはエネルギーに満ちた空間であり、そこを通ってあらゆるものが生まれ、変容し、やがて返ってきます。動的な虚空ですから、道《タオ》はあらゆるものを機能させつつ、それらの変化・変容の過程を妨害したりもつれさせたりすることはありません。

私たちは、思考・欲望・感情・行動・生活様式によって変化・変容の自然な循環的過程が妨げられるとき、心と体と環境をばらばらにしてしまいます。私たちは、自分たちの世界を複雑で、絶対的で、しなやかでないものにしてしまいます。つまり、バランスを欠いた状態にしてしまいます。結果的に、芯と根としなやかさを失います。慢性的なストレス状態です。それは、道《タオ》と調和していないということです。

◇天

文脈にもよりますが、**天**（tian）はしばしば、「自然（nature）」「空（sky）」「天国（heaven）」と訳されます。天は道《タオ》の現れです。陰陽の現れである気の様々な形態を通して表現される変化・変容の連続的な過程に関する、創造的で連関的で律動的なパタンが、天です。道家にとって、自然は自分たちの行動のロールモデルです。自然のパタンに従わないとき、私たちはばらばらになり、ついには慢性的なストレス状態に陥ります。

◇自然

自然（さ）（ziran; naturalness）とは、私たちが自然（nature）と呼んでいる変化・変容の連続的な過程と調和していることです。自然とは本質的に、自分に干渉したり、他人に干渉したり、世の中の出来事に巻き込まれたりしないことを意味します。私たちの思考・欲望・感情・行動・生活様式は、過剰であっても不足していてもいけません。気は身体を自由に循環させておきます。人生は複雑ではありません。私たちはしなやかに適応することができるのです。そうすれば、慢性的なストレス状態に陥ることもありません。

道家の道筋

あらゆる種類の道教でも、慢性ストレスを除去して道《タオ》と調和するようになるための道家の道筋は、三つの要素からなります。すなわち、生活をシンプルにすること、欲を減らすこと、そして、心を静めて空っぽにすることです。これら相互に関連する道家の道筋の三つの要素はすべて、慢性ストレスをもたらす心と身体の両方の継続的な興奮をもたらしている、複雑だったり、しなやかでなかったり、過剰だったり、不足していたりする思考・欲望・感情・行動・生活様式を取り除くことに、焦点を当てています。

基本的な道家の技法

様々な道家瞑想の技法や実践のすべては、以下の五つの鍵となる要素に基づいています。

・ポーズ
・注意
・集中
・自然な呼吸
・今現在あなたとあなたの周りに起こっていることを、価値判断せず、柔軟に注目して、偏らず、公平に、観察すること

この最後の要素は、**観**（guan）として知られる、ある種の気づきです。仏教における同様の概念

である、いわゆるマインドフルネスの方が、より馴染みがあるかもしれません。五つの要素がすべて、生活をシンプルにし、欲を減らし、心を静めて空っぽにすることの基礎となります。それらは、心と身体両方の持続的な興奮を止めるのになくてはならないものです。これについては、第2章でより詳しく論じます。

道家瞑想の技法と実践は、本質的に二つの種類からなります。それは、坐って行うものと立って行うものです。坐って行う技法も立って行う技法も両方とも、静かに行う場合と動いて行う場合があります。多くの場合、技法には、両方が組み込まれています。よく知られている実践が、気功と太極拳です。気功は、見た目はほとんど、色んな種類からなるストレッチ体操のようです。太極拳に馴染みがなければ、それは、リラックスして柔らかく静かな、非常にゆっくり動く形態の護身術のように見えます。その動きや突きや蹴りの中に強さや力はまったく見られません。

また、道教の行動的な実践は、次の五つの鍵となる要素に基づいています。

・自分に干渉しないこと
・自分の利益のために他人を強要・強制して何かをさせようとしないこと
・自分や他人の成長にとって生産的な状況を創造すること
・世の中の出来事に振り回されたり巻き込まれたりしないこと
・しなやかであること

結論

本章は、闘争逃走反応、慢性ストレス、そしてストレスをマネジメントするための道家のアプローチについて理解するための基本を示しました。次章では、道家瞑想の基本を探ります。また、道家瞑想のいくつかの技法を学びます。それらの技法や本書を通して学ぶ他の技法は、あなたが慢性ストレスから自由になる道程を旅する際に非常に役立つだろうと信じています。

第2章　道家瞑想の基本

前章で書いたように、道家は慢性ストレスの原因が、持続的に興奮した心と身体にあると考えます。道家瞑想は、こうした心と身体の持続的な興奮を止めるための根本的な方略です。本書を通して、道家瞑想を、道家の道筋の三つの要素、すなわち、生活をシンプルにすること、欲を減らすこと、心を静めて空っぽにすることと、結びつけていきます。

瞑想の五つの要素

道家瞑想は、形態はどうであれ、第1章で述べた五つの基本要素からなっています。それは、ポーズ、注意、集中、呼吸、そして観、つまり、今この瞬間を価値判断せず、偏らず、公平に観察することです。以下の節で、これらの個々の要素それぞれと、それらがお互いにどう関わっているのかについて論じます。なお、これら五つの要素は本質的に一つの相互に関連した過程を構成している、ということは特筆しておく重要なことです。

ポーズ

正しいポーズもしくは姿勢は、瞑想を含むすべての道家の実践の基本です。立っていようが坐っていようが動いていようが、もし身体が適切なポーズや姿勢を取っていなければ、根や芯を持つことはありません。根や芯を持たなければ、心・呼吸・筋肉・腱・靱帯・骨・臓器・神経などは、自然に機能しないために緊張したストレス状態となるでしょう。

Practice

姿勢に気づく

正しい姿勢と正しくない姿勢の違いを直接体験するために次の実験をしてみましょう。やや前屈みになって立ち、両肩を引き上げ、あごを胸の方に引き下げ、視線を下に向けます。首・胸・背骨・膝・いろいろな筋肉にストレスと力がかかっていることにすぐに気がつくでしょう。この姿勢はまた、臓器にも過度のストレスをかけます。おそらく、身体が前に引っ張られているので、バランスが崩れている感覚があるはずです。呼吸が妨げられている感じがするかもしれません。まさにこの不快さとストレスの結果、あなたの心は動揺し、それによって緊張を感じるようになるでしょう。この不適切で過剰な姿勢は、あなたの心と身体の両方に有害です。

次に、まっすぐに立ち、視線を前に向け、自分がまるで上から糸でつられて操られている人形のように、頭の上の真ん中が優しく引っ張られているのをイメージしてみてください。まるで頭が後ろに引っ張られているかのように感じ、あごは上にも下にも傾かず地面と平行になっていて、両肩は自然に下がり、背骨は上に引っ張られかつ正しく自然な姿勢になるように下に沈み込み、足はまるで地面に沈んで根を張っているかのように感じる、ということに気づくでしょう。芯がありリラックスしているというはっきりした感覚がするでしょう。あなたの心はおそらく、集中し、静かで、空っぽに感じるようになります。呼吸はより自然になります。暖かさが身体の中を巡るような感じ、あるいは、気が自由に流れ始めるようなどきどきうずうずする感覚がするかもしれません。感じたり発見したりしたことを、日誌に記録しましょう。

これら二つの姿勢の間の感覚の違いは、かなりはっきりしています。一つ目の姿勢はストレスをもたらし有害であり、二つ目の姿勢はリラックスをもたらし有益です。一日の中で定期的に姿勢をチェックして、発見したことを書き留めてもよいでしょう。もう一度繰り返しますが、感覚や発見を日誌に記録してください。日誌の記録があなたの進み具合を辿る基準線となります。

注意

気の散りやすさ、つまり、乏しい注意力は現代社会において明らかに問題です。なぜなら私たちは、インターネット・携帯電話・ケーブルテレビ・コンピュータ・ビデオゲーム・スマートフォン・タブレットなどなど、無尽蔵な気晴らしの数々に晒されているからです。こうした情報技術の爆発によって、私たちは問いに対する即時的な反応を期待するように条件づけられ、その結果、欲しいものが即座に手に入らないと無性に我慢できずにイライラしてしまいます（Ratey, 2008）。この条件づけのせいで、すぐに反応が得られないと、私たちはしばしば、もともと魅力的だったものにすぐに興味を失い、簡単に飽きてしまいます。私たちの注意は対象から対象へと目移りし、新奇なものや持ちたいと強く思うものを求めます。

チャンネルをちょこちょこ変えるというよく見られる癖は、せっかちで簡単に気が散りやすいことの明確な例です。これはまた、インターネットを閲覧していて、リンクからリンクへとクリックするときにも起こりがちです。私たちの注意がありとあらゆる場所を追いかければ、私たちの思考はある対象から別の対象へと弾みながら、ますます興奮した状態になっていきます。

ただ、簡単に気が散り、注意を維持できないという問題は、目新しい状況ではありません。それは、この二三〇〇年の間、道家の文献の中で議論されてきました。人間の注意は、静かに坐っていたいと願うことはありません。その結果、私たちの心は、思考が激しく追いかけている限り、ずっと興奮状態のままです。興奮して追いかけている心は、リラックスしていない明確な指標です。事実、それは、慢性的なストレス状態にあることを知らせています。道家の文献の中では、このようにずっと興奮して追いかけている心はしばしば、「坐りながら駆け回る」といわれます。

心が追いかけることを止めて注意のコントロールを得るために、道家の実践は、腹から、あるいは、芯のある姿勢から、世界と自分自身に相互作用することに焦点を当てています。道家にとって腹とは、**下丹田**《しもたんでん》（dantian）のことであり、臍下二～三インチに位置します［訳注：下丹田の位置については諸説あるので、概ね下腹辺りと考えてよい］。下丹田は、身体の中心であるばかりでなく、重心・バランス・エネルギーの中心でもあります。感覚や心の場合と違って、下丹田にしてみれば気の散る対象はありません。この中心を焦点に据えてこれを開発する方法を学ぶことは、道家瞑想の実践にとってなくてはならないものであり、また、慢性ストレスを除去するものであり、そうすることで私たちは心を穏やかに静めることができます。

ジャックの話

一五歳のジャックは、歩いているときも坐っているときも、猫背になる癖をつけてきました。背骨・首・胸・様々な筋肉に過剰なストレスを与えていることに加えて、彼の姿勢は鬱屈した態度を反映しているように見えました。誰かがこのことを彼に指摘するときも、常にネガティブなやり方だったので（「おい、せむし男（hunchback）！」）、そのために彼は身体的にも心理的にもますます悪くなるのでした。

ある日、大好きな叔父であるケントが訪ねて来ました。彼は日頃から気功を実践していました。ケントは、大いに思いやりながら、一人でたたずんでいるジャックのところへ、声をかけに歩み寄りました。彼は片方の手をジャックの肩に置き、もう一方の手で背中から腰まで優しく撫で下げ、柔らかく腰を押し込みました。ジャックは両肩が後ろに下がり、胸が前に出て、頭が上に上がるように感じました。彼が感じていた普段の憂鬱さは、地面へと沈んでいきました。

ケントは、顔に大きな笑みを浮かべて、どんな気分かとジャックに尋ねました。ジャックも笑いながら、とてもよい気分だと言いました。ケントはジャックに、身体的な健康と心理的な健康の両方にとって、よい姿勢というものがいかに重要かを説明し、これは気功の実践から学んだことの一つだということを伝えました。

集中

道教は気の散りやすさの問題をはっきり認めているので、道教には注意力を鍛え、磨き、持続するための実践が含まれています。持続した注意とは、集中のことです。道家瞑想の実践では多くの場合、実践者は下丹田に注意を集中し、そこに注意を留め続け、他のことに気を取られないようにすることで、集中力を鍛えます。

様々な形式の道家瞑想を実践するときに心がさまよったら（さまよいそうになったら）、沸き起こる思考は単純に無視しましょう。それが何であろうと、そのことについてこだわったり考えたりしてはいけません。あなたのやっていることは不十分なのではないかと判断してはいけません。ただ単に、気が散ってしまったことに気づき、集中する点に戻ってください。思考が沸き起こっても、それについてこだわることもなく判断もしなければ、思考は自然に消えてなくなります。思考や判断をし続けるためには、私たちは絶えずその思考のことをあれこれと考え続ける、あるいは、育て続ける必要があります。思考を持続したければ、私たちはその思考にエネルギーを与えなければなりません。思考にエネルギーを注ぎ込むことを止めれば、思考は単純に意識から消え去ります。この過程を継続的かつ定期的に実践することで、注意力と集中力が鍛えられ、心がぶれたり気が散ったりしなくなるでしょう。実践し続けることによって、ネガティブな思考や脅威に基づいた慢性的な考え方にエネルギーを供給しない方法を学ぶでしょう。この方法によって、そうした思考は雲散霧消します。そしてこの方法は、あなたの慢性ストレスを緩めたり減らしたりするのに役立つことになります。

呼吸

二〇〇〇年をゆうに越える昔、道家の文献は、正しくない呼吸は身体的にも心理的にも問題であることを指摘していました。正しくない呼吸は、速くて浅くて苦しそうで切迫しています。規則正しく自由に流れる、ということがありません。それは私たちの芯から起こるものではありません。明らかに慢性ストレスや不幸と結びついています。

道家の実践では、正しい呼吸は健康や長寿、人生を楽しむこと、慢性ストレスを除去することにとって欠くことができないものです。それはまた、スピリチュアルな成長にとっても必要です。正しい呼吸は、道家瞑想になくてはならないものであり、私たちの芯から起こり、深くゆっくり規則正しく自由に流れます。それは絶え間なく、途切れなく、微かに、緩く、長く、静かな呼吸です。正しい呼吸には、主に二つの形式があります。一つ目は鼻から吸って鼻から吐くもの、二つ目は鼻から吸って口から吐くものです。

道教の実践では、呼吸に注意を向けて集中し続けることで呼吸を洗練していきます。こうすることで、身体から緊張とストレスが取れ、興奮した心が空っぽになり、世の中の出来事に巻き込まれず自由になり、リラックスでき、身体と心が宇宙と一体化します。

Practice

呼吸に気づく

正しくない呼吸と正しい呼吸をより経験的に理解するために、ちょっとの間、単に自分の呼吸に意識を向けてみましょう。呼吸について考えるのではなく、ただ呼吸に注意を向けてください。もし呼吸に注意を向けることから気が逸れていることに気づいたら、そのことについて一切の価値判断をせずにただ単に気が逸れたことを知り、その後再び呼吸に注意を向け直してください。約五分間、呼吸に注意を向けてみましょう。もしこの時間が長すぎるようなら、あなたにとって最もよい長さに調節してください。

＊　＊　＊

さてそれでは、どんなことが起きたのかをよく振り返ってみましょう。何に気がつきましたか？　何を感じましたか？　鼻から息を吸って吐きましたか？　鼻から吸って口から吐きましたか？　全部口から呼吸していましたか？　呼吸は速くて浅いものでしたか、それともゆっくりと深いものでしたか？　静かでしたか、それともうるさかったですか？　気が逸れていることに気がつきましたか？　もしそうだとしたら、気が逸れているときに呼吸について気がついたことは何ですか？　呼吸は変わっていましたか？　呼吸に再び注意を向け直すことは容易にできましたか？　呼吸に長く注意を向け続けるほど、呼吸に何が起こりましたか？　よりリラックスできましたか？

呼吸と慢性ストレスが緊密な関係にあるとすれば、一日を通して定期的に呼吸に注意を向けてみるとよいです。そのとき、あなたの呼吸のパタンがあなたに語りかけていることは何かを、自分自身に問うてみてください。そして日誌にその経験をあれこれと書き留めるとよいでしょう。

観

慢性ストレスの主な原因は、私たちが非現実的に恐れていることが実際に起こるのではないか、そしてそれが私たちをどんな気分にさせるのかについて、あらかじめ抱く先入観・色眼鏡・期待・判断です。このように私たちは、恐れている出来事が起こる機会があるずっと前から、自身の思考によってネガティブな影響を受けるのです。この、脅威に基づいた思考は、自己生成される、通常は非現実的な恐怖のために思考を空回りさせ、闘争逃走反応を活性化します。そして、もし万が一恐れていた状況に偶然陥った場合、私たちはもうすでにストレスと不快な状態にあります。こうした身体的心理的反応は、その状況の現実の経験とはまったく関係ありません。なぜなら、私たちは、私たち自身が感じたり経験したりするだろうと信じていることに反応しているだけだからです。

期待、判断、そして融通やしなやかさの足りない脅威に基づいた思考のせいで、私たちは絶えず自分に干渉しています。心と身体は興奮してばらばらになっています。統合されていません。結果として私たちは、現実の状況を経験しそれに対する洞察を得ることのできる今現在に自分の身を置くことを、自ら許すことがありません。そればかりか、私たちは自分自身をストレスに晒しさえするのです。

道家のアプローチは、私たち自身をばらばらにし、現在を実際に経験する能力を妨げ、慢性ストレスをもたらす、こうした融通やしなやかさの足りない思考と判断を、はっきりと意識します。それは観、すなわち自然な観察を勧めるものです。これは、囚われや偏りのない観点から観察することを意味します。観を実践することによって私たちは、私たちの周りの世界ばかりでなく、心や身体への洞察を得ることができます。それは、心がいたるところを駆け回ることなく、今現在の世界に関わることを意味します。慢性ストレスをもたらす判断の色眼鏡をかけることなく、世界のあらゆる側面を経験することを意味します。このように観は、慢性ストレスを減じるのに役立つ一つの方法です。それは、私たちが未来に感じたり経験したりするだろうと思うことについての一切の期待や判断から自由になることを含んでいるからです。

心が興奮することなく、気も散ることなく、どこも駆け回らないとき、私たちは誰もが、はかない瞬間というものを経験しています。そのときは完全に今にいます。ばらばらではありません。その瞬間は、慢性ストレス状態でもありません。たとえば日の出や日の入りを見ているとき、鳥の歌声を聴いているとき、音楽を聴いているとき、風を感じているとき、ある身体活動中にフロー状態［訳注：その活動に高度に没入・集中し、時間感覚の喪失や高い制御感とパフォーマンスなどが伴う状態］になっているとき、海岸で波打ち際の様子を見たり聴いたりしているときなどに、こうした経験をしたことがあるでしょう。こういうとき、私たちの感覚は高まっています。ほんの一瞬であれば、真に生きている、周りの世界と一体化しているという感情を持つことがあります。観ということを知らなくても、その瞬間だけは、私たちは観を実践しているのです。

道教における目標は、この視点を育み、これをときどきちらっと見えるだけから常日頃より見えるように増やしていくことにあります。観を通して世界や自分自身と相互作用することは、実践によって育て鍛える必要のある過程です。目的は、観を標準的な状態にすることです。

観を育むには時間がかかるでしょう。定期的に実践を続けることで、実施は容易になり、例外から標準へと変わり始めるでしょう。その時点で、あなたの慢性ストレスは溶けて消えていくように思えるはずです。

Practice

観で食す

食事をするとき、私たちは食べることに加えて多数の課題に携わりがちです。例えばテレビを見ている、ラジオを聴いている、会話をしている、何かを考えている、何かを読んでいる、電話で話している、働いている、車を運転しているかもしれません。私たちの心は中身がいっぱいで、いたるところを跳ね回っています。食べるという過程は、自動操縦状態になります。まさに食べる、ということに十分関わっていません。結果的に、今ここで実際に食べている、ということにまったく気づきません。気が散ってばらばらになっているのです。

観を理解し、養い始めるために、次に何かを食べるとき、観で食すようにしてみてください。観で食すとは、食べることだけに焦点を当てる、という意味です。食べながら他の活動に携わってはいけません。食べているときに心と身体に何が起ころうとも、いかなる先入観・判断・偏見も持たずに、単に観察するようにしてみましょう。ある意味、あなたはあなた自身の食行為の目撃者です。公平な観察者として、食べているときに、食べていることについてどんな洞察を得るでしょうか？

気が逸れていることに気づいても心配いりません。ほとんどの人にとって、観を維持することは、最初は困難です。もし気が逸れてしまったら、ただ単に、気が逸れたのだと知り再び食事に戻ってください。これを何度も何度も繰り返す必要があるかもしれません。価値判断せずに気が散ることを知り、食事に戻ることによって、あなたは注意と集中の訓練を始めているのです。また、観を育み始めているのです。これには時間と実践を要します。短い時間この実践をしようとするだけでも、フラストレーションが高まるかもしれないので、それを解き放つようにしてください。フラストレーションを感じるのは普通のことです。

最初は、ほんの五分間だけ、食事に観を用いてみましょう。その後の残りの食事は、いつも通りの食べ方に戻ってよいです。もっと長くやりたければ、そうしてかまいません。それ以上やりたくなければ、それもそれでかまいません。たった一分間でさえも、実践するのは難しいと思うかもしれません。もう一度言いますが、これは普通のことです。沸き起こるかもしれないどんなフラストレーションにも、かかずらってはいけません。ここでの経験は、あなたがあなた自身を知り、ストレスに打ち勝つためにしなければならないことを知るのを手助けするために意図されています。このエクササイズをしようとすることそのものが、あなたにかなりの洞察をもたらすでしょう。

食べ終わったら、観で食しているときに心と身体に起こったと気がついたことはどんなことでも、振り返ってみてください。観を用いずに食べた感じ方と比べて、観を用いて食べたときの感じ方の違いに気がつきましたか？　経験したこと考えたことを、日誌に記録しましょう。

先に述べたように、洞察を得て慢性ストレスを減らすのに役立つよう観を育むためには、定期的に実践しなければなりません。観のすばらしいところは、あなたが行うどんなことにでも、あなたがどこにいようとも、それを応用することができるという点です。食事をしていても、シャワーを浴びていても、散歩をしていても、食器を洗っていても、運動をしていても、音楽を聴いていても、雨を眺めていても、他人と交流していても、観を実践することができます。一日の中で、わずかな瞬間でも観を実践するための活動を、定期的に選んでみましょう。自分自身について発見したことを書き留めてください。日誌にそのことをときどき書くとよいです。

微笑みと瞑想

道家瞑想の中で、よく見落とされるもう一つの要素があります。それは微笑みです。この本で学ぶ様々な瞑想技法を実践するときには、それを行っている最中に必ず微笑むようにしましょう。ついでに、一日を通して、微笑むことができる機会があるときはいつでも、思い出してただ微笑んでみてください。即座にあなたの気持ちがどのように変化するか――あなたの心がいかに空っぽになるか、あなたの身体がいかにリラックスするか、あなたの姿勢がいかにまっすぐになるかに、注目してくださ い。注意集中していて、自然な呼吸で、価値判断せず、今現在にいることを観察してみましょう。少なくともその瞬間は、ストレスがどこかへ行ってしまっていることに気がつくでしょう。すべては単純な微笑みからやってきます！

幕間

ここで、本章でここまでに学んだことについてしばらく考えてみましょう。また、行ってみた様々な活動や実践で経験したことを振り返ってみましょう。何を発見しましたか？　思い出してください。道家の道筋には、相互関係にある二つの要素、精神的な面と身体的な面があるということを。その両方ともが必要なのです。本章の前半は、精神的な要素に焦点を当てました。後半は身体的な要素と主観的な気づきに焦点を当てます。

気功

気功は、心と体を健康にするために古の道家が実践していたことに当てた、近年の用語です。本来、「気功」という単語は、気に働きかけることを指しています。思い出してもらえれば、「気」とはエネルギーと息（呼吸）を意味しています。気功とは、エネルギーが障害や妨害なく循環するように、正しく呼吸し身体と心に働きかけることのすべてです。気功での動きの多くは、身体の様々な部分を伸ばしたり、ねじったり、巻いたり戻したりすることから構成されています。こうした動きは、慢性ストレスによる身体的な緊張をほぐします。気功はまた、注意力や集中力を養います。それによって私たちは心を休め、慢性ストレスを引き起こし維持している興奮を緩めることができます。気功の実践によって、心と身体と環境は、一体となって自由に流れる過程へと統合されながら、自身に根と芯が持てるようになります。

本書では、二種類の基本的な道家気功を紹介します。それは、坐って行うものと立って行うものです。坐式は八段錦（Baduanjin）、つまり八つの錦（ブロケード）と呼ばれるものです。これの八つのポーズすべてを学びます。立式（站《たん》式）は易筋経（Yijinjing）、つまり筋と腱を変える法と呼ばれるものです。これの中から選んだ八つのポーズを学びます。易筋経のポーズのうちかなりのものが、站椿《たんとう》（Zhan Zhuang）、すなわち大地に木か杭のように立つ法として知られる、より基本的な気功の実践を応用したものです。見た目は一見単純ですが、站椿は、心と身体の働きに関する洞察を得て、慢性ストレスを除去し、全体的な健康やウェルビーイングを高めるのに適した、最も深遠な技法の一つです。

他のどんなこととも同じように、気功に熟達すれば、その効果が得られて定期的に継続して実践できます。一週間に少なくとも三回は各ポーズを実行するように心がけましょう。各ポーズとも五分の練習から始めて、心地よいと感じる程度に合わせて時間を延ばしていってください。必要なら、もっと短い時間から始めてもよいです。継続して実践する時間を確保できるようにするためなら、どんな方法を用いてもかまいません。

普通は午前中に実践するのが最もよいですが、もしこれが不可能なら、あなたにとってやりやすい時間ならいつでも大丈夫です。気が散らないところで実践するために、静かで心地よい場所を見つけましょう。実践するときは毎回、しばし時間を設けて、行ったことの記録や経験したことを日誌にしたためてください。一週間に一度は、自分の実践について書いたことを見返してみましょう。

Practice

八段錦のポーズ1：静かに坐る

静かな部屋や場所、気が散らない場所を見つけてください。単純に床に坐ります。もし使いたければ平らなクッションか枕を使ってもよいです。足首のところで足を重ね、それを自分の身体の方に引っ張ってきます［訳注：胡座を組む。ただし、無理なら足は組まなくてよい］。膝が床に着くようなら、そのままにしておいてください。もし着かないようなら、床から離れていてもまったく問題ありません。もしこの姿勢自体が問題なら椅子に坐っても構いませんが、その場合足は両方とも床にぺったりと着くことを確かめてください。

頭のてっぺんが糸で優しく引っ張られているのを想像してください。そうしていると、背中が自然に正しい姿勢でまっすぐになります。それはまるで太陽に向かって引っ張られ、同時に大地に向かって根づく植物のようです。背骨は、まっすぐにはなりますが、自然なカーブを描いているので、締めすぎたり張りすぎたりすることはありません。まっすぐ前を見て、次に静かに目を閉じます。目を閉じることで、視覚的な注意の散漫を防ぎます。両肩をリラックスさせて、わきの下を少し空けます。両方のわきの下にゴルフボールを挟んでいるのを想像するとよいかもしれません。手は、手の平を開くか軽く握って、ももの上の方か膝に静かに置きます。口は閉じ、上下の歯は柔らかく触れ合い、舌は上あごに触れるようにします。そして、リラックスしましょう。

自然な観察、すなわち観を思い出し、静かに坐るポーズを実践している間それを応用してください。さっと身体をスキャンする、つまり、ほんの一～二分、観を使って身体を観察してみてください。足先から始めて、観察したことを心に留めながら、すね・もも・骨盤・尻・腹・背中・胸・肩・腕・手・首・頭といった順番で徐々に上に向かって移動していきます。

終わったら、呼吸に注意を向け直し、吸気と呼気を静かに感じてください。鼻から息を吸ったり吐いたりしてください。そして、深く、ゆっくり、静かに、長く、緩く、とぎれなく、鼻から息をしてください。深い呼吸には横隔膜の活動が必要であり、横隔膜が動けば結果的に、息を吸ったときに腹が外に膨らみます。いったん十分に息を吸い込んだら、単純にお腹を緩め、鼻からゆっくり自然に息を吐きましょう。何回かこうして息をしているうちに、これが心地よくなってきます。このような深い腹式呼吸によって、自然に自分の芯がわかるようになり、その中に入ってくつろげるようになるでしょう。心地よくなったら、五分以上は続けて呼吸に従い、心の中に見えるものは何でも観察して注意してみましょう。なお、微笑むのを忘れずに。

しばしば起こるように、もし気が散ってしまっても、それに悩まないようにしてください。微笑み続けるように。観で食すエクササイズのときのように、ただ単に、気が散ったことを価値判断せずに気づいたら、再び呼吸に注意を戻しましょう。あなたはきっと、何度も気が散ってしまう自分に気がつくと思います。繰り返しますが、それはまったく普通のことです。気が散ることに気づき、呼吸に注意を戻すことを、ただひたすら続けてください。

エクササイズを終えて目を開ける前に、最初に行った要領で、足から頭に向かって順番に身体をスキャンしましょう。また、さっと心もスキャンしてみましょう。そうしたら、目を開けて一～二分待ってから、立ち上がって元の環境に戻るようにしてください。もし足を組んで坐っていたら、立ち上がる前に両足のストレッチもしてください。エクササイズから離れて元の生活に切り替わるときも、呼吸を観察しながら、吸気と呼気を追い、見えるものは何でも心に留めておきましょう。

時間を設けて、静かに坐る法を行ったときの経験を、日誌に記録し記述してください。心と身体に起きたこととして思い出すことは何でも記述してください。無理にすることはありません。ただ振り返るだけでよいです。一回目のボディスキャンと二回目のボディスキャンの違いに気がつきましたか？　何か違っていると感じましたか？　あなたの身体と心はあなた自身について何を語っていますか？　それは、慢性ストレスを除去するために、あなたが変える必要のあることについての情報と洞察を、あなたに与えてくれるでしょう。本書のこのページに印をつけておくとよいです。というのも、これから各々新しいポーズを学ぶごとに、同じやり方で経験を振り返り、日誌に書き留めることをお薦めするからです。

Practice

易筋経のポーズ1：無極（wuji）で立つ

まっすぐに立ち、足は並行にしてくっつけて、膝は少し曲げてつま先と同じ方に向けます。体重は両方の足に均等に乗せます。糸で操られている人形のように、頭のてっぺんが優しく引っ張り上げられるように想像してみてください。そうしているうちに、まるで太陽に向かって引っ張られ、同時に地面へと根を張る植物のように、あなたの下半身は沈み込み、背中は正しい姿勢で自然に伸びるでしょう。背骨はまっすぐになりますが、締めすぎたり張りすぎたりはしません。目を開け続け、前を見ましょう。口は閉じて、上下の歯を柔らかく触れ合わせます。腕は体側に自然にぶら下げ、手の平は太ももの方に向けます。両肩も力を抜いて下げます。このエクササイズでは、自然な呼吸で、鼻から吸ったり吐いたりします。横隔膜呼吸（腹式呼吸）をすることにこだわらなくてもかまいません。普段通りに、ただ鼻から呼吸をしてください。リラックスして、微笑んで、観を実践し、心と身体で感じることに単純に注意を向けてみましょう。

立っている間、身体に注意をさまよわせましょう。静かに坐る法とは違って、気が散らなければ呼吸に注意を集中しなくてよいです。もし気が散ってしまったら、気が散ってしまったことを単純に受け入れ、それについていかなる価値判断もせず、自分に中心を戻して心を静めるために二～三回呼吸に注意を向けてください。その後、身体と心に注意を戻し、感じることに気を留めてください。立っているときに心と身体に起こることへ囚われのないまなざしを向けるという視点を養うようにします。このエクササイズを五分間行ってみましょう。このエクササイズをしているときに気分が悪くなったりめまいがしたりしたら、練習を止めて、水を飲み、二～三分坐りましょう。気分が落ち着いて回復したら、実践に戻ってください。

エクササイズが終わったら、無極で立つ法をしている間にあなたに起こったことを振り返り、日誌に書き留めてください。エクササイズが終わったときにどんな感じがしましたか？　リラックスしていましたか？　まっすぐに立って安定した姿勢を保つことはできましたか？　気分はそわそわと動き回っていましたか？　地面に根が張っているように感じましたか？　芯があるように感じましたか？　身体の中に、まるでホースに流れる水のように、動き・鼓動・うずき・重さ・暖かさ・軽さ・流れを感じましたか？　もしそうだとしたら、それは普通にあることです。この手の表現は、身体の中を通る気の動きの感覚を述べるのにしばしば用いられます。繰り返しますが、このページに印をつけて、この段落に書いてあることを利用して、易筋経の各ポーズを新たに学ぶ度に、日誌に書き留める指針としてください。

本質的には、無極で立つ法は、あなた自身にあなたの身体と心について知らせるために行う道家の実践です。このエクササイズを最初に実践したときに通常起こるのは、締めつけ、こわばり、小さなうずきや痛み、身体のいろいろな箇所の不快な感覚を抱くということです。これは普通に起こることです。もしこうしたことを経験したらそれは、あなたの身体が、対処する必要のある問題があることをあなたに教えているということです。もう一つのよくある経験は、簡単に気が散ってしまう、あるいは心を留めておくことに飽きたり不満を感じたりするというものです。これもまた普通のことです。もしこういう経験をしたらそれは、あなたの心が、注意力や集中力に関して問題があることをあなたに教えているということです。

こうして実践を始めたばかりの段階において、このような技法の最も重要な側面は、実践中に観を応用しているときにあなたがあなた自身について何を学ぶかです。無極で立つ法は、慢性ストレスを除去するためにあなたが変える必要のあることについての情報を与えてくれます。

結論

ここまでで、あなたは道家瞑想の技法の基本要素と、どのようにそれを実践するかに関してまずまず知ることができたでしょう。観を思い出してください。いつでもどこでもできるときには観を応用してください。できるときはいつでも微笑むことを忘れずに。そうすれば、あなた自身とあなたの人生がまったく違って見えてくるでしょう。本章で築いた基本に立って、道家の道筋の最初の要素である、生活をシンプルにすることへと、いざ進みましょう。

第2部

生活をシンプルにする

第3章　思考をシンプルにする

道教的には、生活が複雑になればなるほど、私たちが慢性ストレスに苦しむ可能性はますます高くなります。このため、あらゆる種類の道教を通じて、生活をシンプルにすることが、慢性ストレスの除去や、さらにスピリチュアルな成長にとっても、根本的に重要であるとされています。生活をシンプルにするには、精神的なアプローチと身体的なアプローチの両方があり、両者は陰陽のように織り合わさっていて、分離することはできません。本章は、信念や判断を含む私たちの思考をシンプルにすることで生活をシンプルにする道教の道筋に焦点を当てます。もちろん、これを成し遂げるために、私たちはまず、自分の思考に気づく必要があり、その後で、どれをシンプルにしてどれを除去するかを決めるために思考を検証する必要があります。これは観の応用です。

駆け回る心

前章で、坐りながら駆け回る（心）、という道家の考えについて学びました。これは、私たちはかなり気が散りやすいことや注意や集中に問題があること――いたるところを駆け回る、結果的に絶えず興奮した心をもたらす難点のことを指し示しています。

絶え間なく興奮した心は、絶対的な概念・信念・期待・判断・偏見・観点で満たされていて、それらは心の風景のいたるところで、まるでコントロール不能かのように駆け回るので、そうした心で考えることは非常に固くて複雑です。思考が固くて複雑なほど、生活についての見通しに脅威を知覚する可能性が高くなります。したがって、固い思考は闘争逃走反応を起動するばかりでなく、それを活性化し続け、慢性ストレスをもたらします。

こうした慢性ストレスを除去するために、私たちは思考の複雑さと固さを取り除く必要があります。思考をシンプルにしなければなりません。そうすることで、心から乱雑さを取り除きます。このようにして、生活をシンプルにすることを始めます。

前章において、瞑想実践の文脈でさまよう心について実体験的に紹介をしましたが、瞑想ではない文脈でそれを経験するよい機会を提供していませんでした。あなたはまだ、心の乱雑さのすべてを目の当たりにしていません。次のエクササイズはそれに答えてくれるでしょう。

Practice

思考を観察する

このエクササイズでは、坐りながら駆け回ることについて、**荘子**がまさにいわんとしていたことを探ることになります。一人きりで、外から一切邪魔されずに一〇分間安らかに坐っていられれる場所を見つけてください。テレビ・ラジオ・携帯電話・iPod・その他気が散る可能性のある機器は電源を切りましょう。タイマーを用意して一〇分にセットしてください。

一〇分間まるまる、ただ坐って何も考えないようにします。呼吸・身体の部分・単語のような、一つの物事に焦点を当てようとしないでください。これは、瞑想ではありません。瞑想をしていただきたいわけではありません。坐って何も考えないようにするだけです。タイマーが鳴ったら、止めてください。

＊　＊　＊

何が起きましたか？　何に気がつきましたか？　何かで気が散ってしまいましたか？　たとえ考えないようにしようとしていても、思考がほとんどすぐに立ち現れ始めませんでしたか？　あなたが頭の中のあなた自身に向かって何かについて話しているかのように、思考が他の思考へと、まるで独りでに、つながっていきませんでしたか？　エクササイズ中、あちこちに心はさまよっていましたか？　そのことについてネガティブな判断をしている自分はいましたか？　心がいたるところを駆け回っていることがわかりましたか？　もしそうだとしたら、それは普通のことです。それはほとんどの人が経験することです。

このエクササイズの目的は、まさに、空回りする思考に気づかせること、そして現段階で、おそらく思っているほどには自分の思考を十分にコントロールできないことを実際に示すことにあります。道教では、駆け回る思考を伴うこの興奮した心が、慢性ストレスの根本原因であるとみなされています。

私たちの変化する世界

第2章で述べたように、道教では、存在は絶え間なく循環する変化の過程と考えられています。道家は、変化と、それに伴う不確かさを自然なものとして受け入れます。道教の目標は、こうした変化の自然な過程と調和することです。このために私たちは、しなやかで融通が効かなければなりません。また、私たちの思考や信念は、常に変化する世界と調和一致している必要があります。残念ながら、私たちの大半は、そうではありません。

一般的に、私たちの大半は、変化や不確かさ、特に自分にとって意味のある出来事・状況・人・物に関する変化や不確かさが好きではありません。不確かさは、その状況や自分自身をコントロールできないと感じるために、脅威となります。このことが脅威である限り、それによって闘争逃走反応が活性化され、ストレス状態に陥ります。こうしたストレスに伴う心地悪い感情を、私たちは好みません。

このような不快感情に対処するために、私たちは、絶対的な概念・信念・期待・判断・偏見・観点からなる固くて複雑な世界観を構築します。これらは本質的に、変化や不確かさを否定するのに役立ちます。これはあるところまでは機能的ですが、私たちや他人や世界がどのように振る舞うべきかに関する絶対的な期待を破ることが起こったら、それに伴う変化や不確かさにじっと見つめられて、脅威を感じることになります。もはや固くて複雑な世界観は私たちを守ってくれません。事実、これまでそうした世界観は慢性ストレスの源泉となってきました。というのも、私たちの思考が絶対的で変化せず、一方、私たちの周りの世界が絶え間なく循環する変化の過程で特徴づけられるのだとすると、両者は整合しないからです。

荘子と変化

変化や不確かさに関する思考・信念・判断に取り組み、最も基本的なレベルでそれらを検討している初期の道家のテキストの一つが、二〇〇〇年以上前に書かれた『荘子』でした。その時代の他の多くのテキストと違って、『荘子』は、物語や話を通じてその教えの多くを示しました。第一八章〔訳注：『荘子』外篇のうちの至楽篇〕にあるそうした物語の一つ（Guo, 1974）は、絶対的な期待、絶え間ない変化の過程、そして、あらゆる期待の中でも最もストレスに感じる文脈、すなわち、死の文脈の中での変化の過程にどう対処するか、に関する教えを提供しています。

荘子の妻が亡くなったときのことです。彼のよき友人である恵子（Huizi）が、敬意を表し、弔意を示すために訪ねてきました。到着すると、恵子は、荘子が足を投げ出して床に坐って、盆をたたいて歌を歌っていました。恵子にとって、この行動はまったく不適切であり、喪に服する際の儀式や正しい行いに関するあらゆる期待を破っていました。明らかに狼狽しながら、恵子は荘子に向き合って、「今まで（奥さんと）ともに生き、ともに子どもを育て、ともに年を重ねた。だから、泣いて悲しむことはないって言うのは、一つの考えだ。しかし、盆をたたいて歌を歌うっていうのは、そりゃ、やりすぎじゃないか？」と言いました。

荘子は答えました。「そうではない！　彼女が死んだとき、最初は確かに悲しくてその気持ちを表に出した。でも彼女の始まりについて考えてみると、もともと彼女には生はなかった。生はないので動くことはなく、したがってもともと形もなかった。形はないので動くことはなく、したがってもともと生命エネルギーすなわち気もなかった。つまり、未分化な状態なのだよ！　そして突然、その曖昧な中である変化が起こり、気となる。気が変化して形となる。形が変化して生となる。そして今、もう一つ変化して死となる。これは四季の動きなのだ。もし自分が大声で泣いて悲しむ人たちと同じようにしていたら、私は自分が自身の運命を受け入れていないとみなすことになってしまう。だから（泣いて悲しむのを）止めたのだ！」。

荘子のところを訪ねる以前に、恵子はすでに、誰かが亡くなったときにはどのように感じてどのように振る舞うべきかに関する心ができあがっていました。彼は、今ここの経験の直接的な結果として感じたり振る舞ったりすることを、自身に許しませんでした。彼はまた、喪に服する際の儀式や正しい行いに関する、彼の、つまり恵子の絶対的な期待にしたがって、荘子が振る舞わなければならないと信じていました。荘子が期待通りに振る舞わなかったとき、恵子の絶対的な観点は脅かされました。

その結果生じた不快感情を取り除き、彼自身の絶対的な観点を再建するために、恵子は、荘子の行動に関して絶対的にネガティブな判断をもってして、荘子と対面しました。

その一方で、妻を亡くした荘子は、今ここにいました。当初、荘子は喪失に関する気持ちを表に出しました。彼の悲しいという気持ちは、妻が死んだことの直接的な結果でした。彼が悲しいと感じたのは、それが実際に感じたことだからであり、感じるはずのことだからではありませんでした。

荘子のその後の考え方は、彼の今ここでの経験と一貫していました。荘子は、変化や死に関する思考・信念・判断を、それらに気づき、検証し、そして自分の固くて複雑な世界観を手放すことによって、シンプルにしました。この話は、私たちの考え方を変えてシンプルにすることで、私たちは感じたり振る舞ったりする仕方を変えることができる、ということを指摘しています。この全過程は、観の応用になっています。

Practice

変化を経験する

認知的な観点から変化を受け入れることについて語ることは当面できますが、道家からすれば、いずれは変化を直接経験しなければなりません。『道徳経』の第一六章において（Wang, 1993）、著者（である老子）は、観の実践を通して、あらゆる物事は絶え間なく相互作用し循環していることを直接観察します。このことを経験するために、私たちも観を実践する必要があります。まずは坐るところを見つけてください――ショッピングセンターでも、公園でも、ベンチでも、あなたの好きなところならどこでもかまいません。そして、あなたの周りで起こるあらゆる変化を、価値判断しない公平な態度で（観を用いて）、約一〇分間、坐りながらただ観察してみましょう。自分を取り巻く環境を、それについて考えることなく、ただ経験するのです。

この実践を終えたら、観察したことを書き留めてください。あなたがどこで観察しようとも、絶え間ない変化を経験することはできましたか？　ここで、本章でこれまで読んできた変化に関する議論について考えてみましょう。変化を根本的なものとして語ることと、絶え間ない変化を根本的なこととして実際に経験することとでは、違いがあることに気がつきますか？　もしよければ、あなたの思考や感情について日誌に記録しておくとよいでしょう。

信念

私たちの信念は、私たちが個人的な現実や社会的な現実の中で創造し生きるのに役立ちます。信念は、私たちが個人的な世界や社会的な世界を眺め、構成し、判断し、反応するのを手助けします。私たちは誰もが、日々の難事や決断の際に自身を導く信念を持っています。多くの場合、信念は日々の生活に有益です。ただ、ある場合には、信念が問題となって、慢性ストレスを含む不健康な結果をもたらすことがあります。

この節では、問題のある信念やそれに関連する判断がいかにして感情や行動に影響を及ぼし、その結果慢性ストレスに至るかについて、二つの例を示します。一つ目の例は、古の道家のテキストである『列子』（Yang, 1972）からの引用です。二つ目の例は、あなたにも身に覚えのあるかもしれない現代的な状況です。

男と故郷

燕（Yan）の国で生まれたある男がいました。生まれてすぐに、彼の家は楚（Chu）の国に引っ越しました。大きくなったとき、彼は燕の国にある自分の生誕地を見に戻りたいと思いました。彼はそこへの行き方を知らなかったので、彼の知り合いが道を教えてあげようと言いました。晋（Jin）の国を通っている間、旅仲間たちが彼をだましました。彼らはある町を指して、あれが燕の国にあるお前の生まれた場所だと彼に話しました。彼の故郷です。男の様子はみるみると変わり、悲しんでいるように見えました。そこで旅仲間は彼をある建物のところまで連れていき、「これがお前の先祖の家だよ」と言いました。涙が頬を伝ってこぼれ落ちるほどに、彼は泣きました。それから旅仲間は畝を指して、「これがお前の先祖の墓だよ」と言いました。男はむせび泣かないではいられませんでした。するとと、彼の旅仲間は大声で笑い出し、「俺たちはずっとお前を騙してきたんだ。ここは晋の国だよ」と言いました。男は恥ずかしい思いをしました。一行が実際に燕の国に着いて、彼が本当にかつて生まれた町に入り、先祖の家や先祖の墓を見たとき、彼は心の中でほんの少ししか悲しみを感じませんでした。

最初の町が自分の故郷だという絶対的な信念に基づいて絶対的な判断をしたために、実際何の根拠もなく彼は泣いて悲しみました。彼は自分が故郷にいると信じ、生誕の地と先祖の家に戻ったときにはこう振る舞うものだろうと信じて、泣いて悲しみました。故郷にはいないという証拠をいったんつきつけられると、彼の信念は変わりました。その結果、彼の感情や行動は変化しました。ようやく本当の故郷に到着し、どう感じるものかという一切の期待を持たずに、経験するままに直面したとき、彼の行動や感情は違っていて、より自然でした。

この物語は、信念や判断が私たちの現実をいかに左右しうるか、私たちが感じたり振る舞ったりする仕方にいかに影響しうるかを、はっきりと示しています。また、信念やそれに基づく期待がいかに苦しみをもたらしうるかを見せています。明らかに、私たちに有害な信念や判断を意識し、検証し、そして取り除くことが重要です。こうして、生活をシンプルにすることを始めます。

ジェーンの話

ある月曜日の朝、ジェーンは鏡の前で髪をといているとき、髪の生え際に茶色っぽいシミがあるのに気がつきました。彼女はそれを指でこすりました。それは平らだと思っていたがどうもそうでなく、盛り上がっているようだと思いました。彼女は鏡に近づけてそれを見てみました。形はでこぼこしているようには見えませんでしたが、よく調べてみると、周りの縁が少しでこぼこしているように思えました。彼女は、「何てこと、これは皮膚ガンかしら？　皮膚ガンで死んでしまう！」と思いました。彼女は不安になり、冷や汗が出てきました。胃もムカムカしてきました。診察の予約をするために電話するには、今朝はまだ早すぎました。彼女の心はぐるぐる回り、何をすべきか考えました。

ジェーンはコンピュータに向かい、額にある茶色いシミについての情報をインターネットで探しました。彼女は、たくさんのサイトで、彼女の額にあるシミと似ている画像を見ました。それらのサイトはそれを、年齢（による）シミあるいは肝斑と呼んでいて、過度の日焼けによる影響で無害であると述べていました。にもかかわらず、彼女は「**つまんないの。ガンだと思ったのに！**」と思いました。

そして彼女は、「皮膚ガン」という用語を検索して、またもう一度、果てしない数のサイトを見つけました。サイトにある画像を見れば見るほど、皮膚ガンを患ったという彼女の信念は強くなりました。シミを何度も触ってみて、それが盛り上がっていると決めつけました。それを見れば見るほど、形も縁も、ますますでこぼこしているように見えました。彼女の呼吸は、速く浅くなりました。唇がとても乾き、思考が空回りし始めました。「**これはメラノーマ（黒色腫）だわ！　私、死にたくない。どうすればいいの？**」。

ジェーンは時計を見上げ、かかりつけの医院はもうそろそろ開く頃だと思いました。彼女はすぐに電話して、自分はメラノーマを患ったので今日診察の予約をしたいと看護師に話しました。看護師によれば、先生は週末まで予約でいっぱいだけれど、同じ建物に皮膚科専門の先生がいて、とりあえずその先生の方が今回の症状で診察するのには適している、ということでした。ジェーンはその皮膚科専門の医院に連絡を入れて、一番早く見てもらえる時間枠――数日後の午後三時――に予約をしました。

医者に行くまでの間ずっとジェーンは、自分はメラノーマを患っていて、最悪の事態が起こるだろうと信じていました。彼女は友人や家族に懸念を話しました。誰もが単なる年齢ジミだと信じていましたが、それがガン性のものだと信じている彼女の考えを変えることはできませんでした。彼女は、絶対的な信念が不眠・食欲不振・不安・緊張を生む、といったネガティブなループにはまってしまい、他のことをほとんど考えられなくなりました。彼女は、職場に電話して病欠するほど、自分の信念でストレス状態に陥ってしまいました。

医院に着くと、ジェーンのストレスの強さが増しました。医者が彼女の額のシミを診ればすぐに、彼女の不安を確かなものにするだろうと信じていたからです。とうとう、彼女は診察室に通されました。数分後、医者が歩いて入ってきて、自己紹介して、シミを見ました。それから彼は、大きな拡大鏡でもう一度それを見ました。彼はジェーンに、これは年齢ジミであって、心配する必要はない、と言いました。ジェーンがホッとしたのは言うまでもありません。医者はまた、そのシミを診てもらうために来院したのは賢明だったと、彼女に言いました。

私たちの大半が、症状・血液検査・生体組織検査・X線検査などについての医者の反応を待っている、という状況に遭遇したことがあります。多くの場合、ある程度はそれについて心配します。不確かさは不安を生みます。これは普通のことです。

ただ、脅威に基づいた絶対的な信念を持っていると、たとえその信念を支持する情報がなくても、私たちは自らを傷つけて終わることになります。ジェーンは、いったん自分がメラノーマに罹ったという絶対的な信念にたどり着くと、彼女の闘争逃走反応が活性化し、脅威に基づいて持続的に考えることでそれを活性化し続けました。結果的に、彼女は慢性ストレスに陥り、そのストレスがあまりに深刻なために、睡眠・食事・身体的な健康・感情的なウェルビーイングが妨げられました。

Practice

信念を検証する

上記の話の両方とも、絶対的な信念や判断がいかに生活を複雑にし、ストレスを生み出し、身体的にも心理的にも有害でありうるかを指摘しています。対策は、ストレスを引き起こす絶対的な信念や判断を変えるか取り除くかによって生活をシンプルにすることです。今回のエクササイズは、問題となるあなた自身の絶対的な信念や判断を発見したり調べたりするのに役立つでしょう。そしてそれは、それらを取り除く最初のステップとなります。

単純に、あなたの人生において、あなたの絶対的な信念や判断が問題を生み出す状況について考える時間を作ってみてください。そうした思考は問題を生み出したり、問題を悪化させたりしましたか？　それらは、簡単な状況をもっとずっと複雑にあるいはストレスを感じるようにしましたか？　あなたはまだそうした固くてしなやかでない思考を持っていますか？　日誌に、そうした問題のある絶対的な信念や判断を書き出してみてください。少なくとも五つまで書き出してみましょう。その一つ一つについて、それが引き起こしたり悪化させたりする問題を記してください。そして、なぜあなたはいまだにそれらの絶対的な信念や判断を保持しているのかを、自分自身に問うてみてください。

道家が示す二つの単純な指針

指針とは、私たちの行動を意識させ、方向づけ、動機づけ、私たちが効率的かつ効果的なやり方で様々な問題を解決するのを手助けする信念・思考・概念のことです。道教では、変化が基本であること、私たちはしなやかである必要があること、問題のある絶対的な思考・判断・信念を除去する必要があることを理解することが極めて重要です。思考に関する道家の教えは常に、感情や行動と直接関連している、ということを心に留めておくことが大切です。二つの指針は、緊密に相互関連しています。私たちは問題のある思考・判断・信念を除去する必要があるばかりでなく、ストレスを減らす思考・判断・信念をそれらの代わりに置く必要があります。それらが私たちの行動にポジティブな影響をもたらすことになります。

ストレスを減らすことに関わる思考と行動の関係についての二つの基本的な道家の指針とは、自分を信じ尊重することと、中庸を実践することです。こうした指針に従うことで、あなたは思考ばかりでなく生活をもシンプルにすることができるようになるでしょう。その結果、指針は慢性ストレスを和らげるのを助けることにもなります。次の二つの話は、そうした道教の指針が、慢性ストレスを防ぐあるいは減じる行動の中にいかに現れるかを示しています。

自分を信じ尊重する

ヴェロニカが勤める事務所の仕事量はかなり厳しく、ときに圧倒的でした。ここ数ヶ月で、二人の同僚が辞めてしまいましたが、ヴェロニカは仕事を続けました。というのも、彼女は効率的かつ効果的なやり方で優れた仕事をし、自分を疑うことなく、愚痴を言う時間を惜しみ、自分の行動に責任を持ち、しなやかに、そして挑戦することにやりがいを感じたからでした。

ヴェロニカは自分を信じ、「私はできる！」という態度で働きました。対照的に、辞めた二人は、効率的かつ効果的に仕事をすることなく、常に自分を疑い、愚痴ばかり言い、責任を避けてばかりで、固い考え方でした。基本的に彼らは、「私はできない！」という態度で働いていました。

ヴェロニカはほとんどミスをしませんでしたが、もちろん完璧ではありませんでした。ただ、稀にミスをしたとき、彼女は自分を尊重する気持ちを失ったり、自分を疑ったり責めたりしませんでした。彼女は、ミスから学び、ミスを正し、そして前に進みました。結果的に、彼女はストレス状態に陥ることはありませんでした。

ヴェロニカはまた、自分の限界をわきまえ、自分の置かれた環境内での困難に適応することで、しなやかさを発揮しました。彼女は、現時点での自分の技術レベルを少し超えている課題に直面したときでも、「私はできない！」という態度を取りませんでした。むしろ、彼女の態度は、「これをする方法を学ぶために援助が必要である」というものでした。現時点での技術レベルをはるかに超える課題に直面したときは、彼女は単純にそれをする能力のある誰かに回しました。こう言う場合でも、彼女は自分をダメな人間と思ったり、自分を尊重する気持ちを失ったり、自分を疑ったりはしませんでした。むしろ、彼女は自分を尊重し信じ続けました。ここからも、彼女はストレス状態に陥ることはありませんでした。

中庸を実践する

アーサーは、少なくとも三〇ポンド〔訳注：約一三・六キログラム〕は太りすぎでした。彼は運動をしませんでした。彼は食べすぎで、運動不足でした。一方、マリアは少なくとも二〇ポンド〔訳注：約九・一キログラム〕は痩せすぎで、いつも運動しているようでした。彼女は食事不足で、運動しすぎでした。

表面上彼らはまったく違って見えますが、アーサーもマリアも、過剰な行動と不十分な行動の結果として、身体的にも精神的にもかなりのストレスを経験していました。そうした行動は、問題のある思考・判断・信念と結びついていました。二人とも、医者に行かざるを得ないぐらいの不快な症状を経験していました。どちらの場合も、医者は問題に対処するための簡単な指針を勧めました。それは中庸——食事や運動をしすぎたりしなさすぎたりしないこと、でした。二人には、食事と運動とストレスマネジメントに関する指針を提供する情報源が与えられました。

二人とも慢性ストレスに悩まされていたので、中庸を実践するアドバイスを受け入れ、自分を信じることにしました。結果的に、二人は「私はできる！」という態度を持つようになり、ストレスを生み出す行動を変えることができました。アーサーは食事の量を減らし始め、マリアは食事の量を増やし始めました。アーサーは運動を始め、マリアは運動ダイエットを控えました。思考や信念を変えることは結果的に、行動や生活スタイルの変化をもたらしました。

道家は、生活のあらゆる面で中庸を実践することを信じています。事実、道教では、過剰と不足がちょうど釣り合う点を見つけることが、調和を構成するとしています（Guanzi, 2012）。

幕間

以前の章ですでに述べたように、各章には、精神的なあるいは理性へ焦点化した部分と、気功の実践からなる身体的で経験的な部分があります。本章の精神に基づく部分では、脅威に基づいた慢性的な考え方（問題のある思考・信念・判断）が心をいかに興奮させ、慢性ストレスをいかに生み出し維持するかに焦点を当てました。そこではまた、問題のある思考・信念・判断を理性的に変化させ除去することによって生活をシンプルにすることが、心を静め、その結果、慢性ストレスを取り除くのにいかに役立ちうるかを吟味しました。

本章の残りを構成する身体的な気功の部分も、同じ目標を持っています。つまり、脅威に基づいた慢性的な考え方を変化させるあるいは除去することによって慢性ストレスを取り除くことです。ただ、そこではまったく違う筋道、つまり、身体をリラックスさせることで、その目標を達成します。身体的な実践に単純かつひたすらに集中するとき、あなたは脅威に基づいた考え方に束縛されないので、身体は自然にリラックスします。こうなれば、心は興奮せず、リラックスし始めます。継続して定期的に実践することで、脅威に基づいた慢性的な考え方は自然に消え失せ、それによって慢性ストレスがなくなります。

気功

第2章で述べたように、八段錦（坐式）と易筋経（立式）の両方におけるポーズのすべては、一つの流れの一部であり、続けて実践するものです。新しい動きはそれぞれ、前の動きから起こります。それぞれの気功の流れを完成させるためには、まず新しいポーズを学んでください。そうした後に、その流れを通して行いますが、最初のポーズから始めてそれまでに学んだポーズをすべてつなげて連続したシリーズにします。それぞれの気功の前の動きは実践してきているでしょうから、新しいポーズへの移行は複雑ではないはずです。実践中、八段錦と易筋経の両方のポーズすべてで、五つの基本――姿勢、注意、集中、呼吸、観――を鍛え、練っていきましょう。また、微笑むことも忘れずに！

各気功それぞれの二つの動きが終わったら、それをしている間に経験したことを振り返ってみましょう。あなたの身体と心は、あなた自身について何と語っているでしょうか？　根や芯ができた感じはし始めましたか？　日誌に書く時間を設けて、これらの動きをしている間に起きたことを記しましょう。

Practice

八段錦のポーズ２：優しく歯を鳴らし、崑崙山《こんろん》（Kunlun Mountain）を抱える

最初の動き、静かに坐る法を終えたら、背筋を伸ばし、頭を引き上げ、胡座を組み、手をももの上の方か膝に置き、そのまま坐っていてください。別の言い方をすれば、静かに坐る法の形のままでいてください。

二番目のポーズには二つの部分があります。一つ目の部分は、優しく唇を閉じて、上の歯に下の歯を当てて三六回柔らかく歯をカチカチ鳴らす、というものです。三六回カチカチ鳴らした後、歯茎の外側に沿って時計と反対方向に舌を三回、回してください。次に逆の方向で繰り返します。つまり、歯茎の外側に沿って時計と同じ方向に舌を三回、動かします。このとき、口の中に唾液があるのを感じるはずです。口の中全部の唾液を掻き集めてください。そして、音を立ててごくりと三回、飲み込んでください。唾液が下丹田に入っていくイメージを思い描きましょう。

このポーズの二つ目の部分ですが、まず両手を胸の前に持ってきます。胸からだいたい二〇インチ［訳注：約五〇センチメートル］ほど離れたところです。手の平を合わせて、指もそれぞれ合わせて、肘は下に向けます。手の平と指をこすり合わせて、暖かさを感じるまで続けます。次に、両手の指を互いに組んで、頭の後ろの耳のちょうど上辺りに置き、肘は緩やかに後ろに引きます。背中と首はまっすぐに保って、頭をそっと少し前に曲げ、肘を内側に絞り、手で頭の後ろを柔らかく押しながら、鼻で深く息を吸ってください。口で息を吐きながら、頭と肘を元の位置まで緩やかに引き戻してください。あなたの首の筋肉があなたの頭を元の位置へ引き戻す間、あなたの

頭を前に押そうとするあなたの手の圧力を感じるでしょう。これで一回終了です。これを八回繰り返し、全部で九回反復します。九回目が終わったら、再び静かに坐る法の形になるように、両手を元の位置に戻してください。

ストレスで疲れていると、首の筋肉が緊張します。このポーズの二つ目の部分（首の動きである、崑崙山［訳注：中国の伝説上の聖山］を抱える法）は、首の緊張をほぐし、同時に首の筋肉を鍛えるのに役立ちます。歯を鳴らすと、心がはっきりするはずです。唾液を飲み込むのは、消化を助けると信じられています。下丹田に唾液が入っていくイメージを思い浮かべるのは、あなたが芯を作り、心を静めるのに役立ちます。

Practice

易筋経のポーズ2：胸の前でボールを持つ

無極で立つ法の動きを終えたら、両足が肩幅の分だけ離れるように（左足を）左に踏み出します。そして、手の平は互いに向かい合うようにして、両方の腕を、前方上方へ向けて弧を描くようにして手の平が胸の高さに来るまで、単純に持ち上げてください。それから、両手の指先がほとんど触れるぐらいまで、互いに向き合う形に持ってきてください。あなたの手は、胸の中心と一直線上にあるはずです。それはまるで、あなたの腕が大きなボールを取り囲んでいるかのように見えるでしょう。両肩はリラックスして落とし、肘は斜め下の方向に向けてください。自然に呼吸をしてください。一～二分間、この姿勢のままでいてください。微笑みながら、観を実践してください。

無極の位置から胸の前でボールを持つ法の位置に手の場所を変えることによって、あなたの身体が違った形であなたと対話することを可能にします。それはあなたが、自分の身体への気づきをより高め、あなたの身体からの声を聞く能力を養うのに役立ちます。身体はあなたに何と語りかけていますか？

結論

本章は、考え方をシンプルにすること――道家の道筋の三つの要素の一つである、生活をシンプルにすることの一側面に、焦点を当てました。考え方をシンプルにする手助けとして、心から乱雑さを取り除き、絶え間なく変化する現実を受け入れ、信念を検証し、世界と交わるための道家の基本的な指針を探ることに注目しました。生活と調和することに向けたアプローチにおいて極めて実践的である道教では、思考は行動と常に結びついていなければなりません。次章では、この結びつきについて探究します。

第4章　行動をシンプルにする

道教の見方では、慢性ストレスを除去するために、私たちは問題となる自分自身の行動を取り除く必要があります。そして、私たちの考え方と行動は、互いに密接に結びついていて、補強し合っています。多くの場合、行動は思考を表現しています。問題となる思考は問題となる行動を引き起こし、それは次に慢性ストレスを生み出し維持するのを助長します。こうした行動を取り除くことはストレスを緩和するのに役立ちますし、また、行動的な選択肢を減らすという利点もあります。これによって行動的な選択がシンプルになり、それゆえに、生活がシンプルになります。

食べること・飲むこと・眠ること・運動すること

道家の道筋は、シンプルで素直に振る舞うことによって、できるだけストレスのない生活をすることに重点が置かれています。結果的に慢性ストレスをもたらす問題行動によってしばしば損なわれる四つの基本的な領域が、食べること・飲むこと・眠ること・運動することです。数多くの道家のテキストが、これらの領域を扱っています（Kohn, 2012）。生活の中のこれらの側面は、総体的なウェルビーイングにとって非常に重要ですので、これらについては、不干渉という文脈で第5章にて、また、欲望という文脈で第6章にて、改めて議論します。

道教は、どのように食べたり飲んだりするか、何を食べたり飲んだりするか、どのくらい多くあるいはどのくらい少なく食べたり飲んだりするかが、私たちの全般的な健康に重要な影響をもたらしうるということを、長い間意識してきました。道教の中では、ある種の食べ物や飲み物は、私たちの全般的なウェルビーイングにとって薬効があって有益であると考えられています（Kohn, 2010a; Saso, 1994）。『内業』（Guanzi, 2012）は、過剰なもしくは不十分な飲食は気の流れを悪くし、ウェルビーイングにとって有害であるとかなりはっきり述べています。健康と長命に関する七世紀のテキストである『養性延命録』（Yangxing Yanming Lu; *Nourishing Your Nature and Extending Your Life*）は、病気や不自然死の多くは私たちが食べたり飲んだりするものが原因だとしています（Tao Hongming, 2013）。別の言い方をすれば、あなたの普段の飲食が、慢性ストレスをもたらし、そのために害をもたらすことがあるということです。

同様に道教は、私たちの誰もが一定の安らかな睡眠が必要であることを認めていて、早寝早起きすることを主張しています（*Neijing*, 2007）。不十分で質の悪い睡眠は、身体的心理的な健康、エネルギーレベル、そしてパフォーマンス全般を悪くします。道教の見方では、眠くなったりずっと眠かったり、十分に眠れなかったり、眠りすぎたりする問題は普通、寝床に入る前の問題行動によると考えられています。この問題となる行動がストレスを引き起こし、次にそのストレスが睡眠を妨げ、このために十分で安らかな睡眠が欠如してさらなるストレスにつながります。これは、慢性ストレスをもたらす悪循環を生みます。

最後に、道教はまた、病気や疾病を癒したり予防したりする方法として運動を用いるという長い歴史を持っています。『内経』（*Neijing*, 2007）は、ストレッチング、ウォーキング、そしてクールダウンの重要性を示しています。『太清導引養生経』（Taiqing Daoyin Yangsheng Jing; ***The Great Clarity Scripture of Guiding and Stretching to Nourish Life***）は、この領域の基本テキストです（Baike, 2007）。この七世紀の道家のテキストは、気を導き、身体と心をストレッチしてリラックスさせ、それによって健康とウェルビーイングをもたらすことに焦点を当てた、特定の組織化されたエクササイズ群を提供しています（Kohn, 2008a）。**導引**（daoyin）や**養生**（yangsheng）は、両方とも『荘子』の中で初めて言及されますが、これらは健康・ウェルビーイング・長命に関連する実践につけられた昔の名称です。こうした実践について今日私たちが用いている用語が「気功」です。

『養性延命録』は、癒し・健康・ウェルビーイングへ向けた道家のホリスティックなアプローチをはっきりと提示しています。それは、身体と心を労り、長生きし、今であれば慢性ストレスと呼ぶものを除去する方法としてばかりでなく、スピリチュアルな成長と発見へと導くものとして、数多くの行動——飲食・睡眠・運動・瞑想・呼吸法・セックス——に関する指針をまとめています。

エミリオの話

大学二年生のエミリオは、胃腸に問題を抱えていました。彼はいつも、胸やけ・胃痛・ガス・便秘や下痢に悩んでいるように見えました。彼はなぜなのかわかりませんでした。ある日、大学のカフェテリアでのランチのとき、彼は友人を一人も見かけなかったので、あるテーブルに坐りました。そこでは、見知らぬ学生がランチを食べていました。エミリオは、その彼に適当に挨拶してから、自分の携帯電話を取り出し、電話をかけて、ランチを食べている間、友人と話していました。

一方の学生であるカペナは炒め物を頼んでいて、彼はそれをゆっくり箸で食べていました。食事が済むと、彼はゆっくりと大きなグラス一杯の水を飲み干しました。その間、エミリオは大きなハンバーガー、フライドポテト、チョコレートケーキをがつがつと食べ、二四オンス〔訳注：約七〇〇ミリリットル〕のソーダをごくごく一気に飲み、ずっと電話で話していました。

電話を終え、ケーキの最後の一切れを食べ、それをソーダの最後の残りで飲み下すと、エミリオはお腹を抱えて、胃が痛いと訴え始めました。向かいにいるカペナを見て彼は、「全然わからないんだよ。食べるといつもこうなるのは何でなんだろう？　どうもいつも胃が痛くなったり消化不良だったりガスがたまったりするんだ。意味がわからないよ！」と言いました。

カペナは、「もし君が望むなら、いくつかアドバイスをしてあげてもいいよ。でも、その前に君にいくつか質問したいんだけど。それでもいいかい？」と言って応じました。

苦痛で顔をゆがめているエミリオは、「いいとも。もちろん。これが止むなら何だっていいさ！」と言いました。

カペナは、「君はいつも今さっきみたいに食べたり飲んだり――つまり、早食いで、ほとんどまったく噛まずに、ソーダをごくごく一気に飲むわけ？」と尋ねました。

エミリオは、「そんなこと今までまったく考えたことないけど、うん、そうやって食べていると思う」と答えました。

それからカペナは、「君はよく、食事中に電話で話をするの？」と尋ねました。

エミリオはうなずいて、「うん。それか、もし電話してなかったら、いつも何か他のことをしているよ。テレビを見たり本を読んだりとか。僕はいつも食べながら何かをしているね。それが時間の節約ってもんだ！」と言いました。

カペナは、「よし。もし君がまだ興味があるなら、君にいくつかアドバイスしてあげられると思うよ」と言いました。エミリオは興味があると言ったので、カペナは続けました。

「君の食べ方は、食べ物を消化するのによろしくない。それは全部、君の身体にストレスをかけているよ。そのせいで、消化に問題が起きてるんだよ」。

エミリオは、「ああ、なるほどね。でもどうして君はそんなに詳しいんだい？」と返答しました。

カペナは、「僕のうちは昔から、海や山や陸と調和して生活しようとしてきたんだ。もし君が望むなら後でそれについて話してもいいよ。とにかく、うちの家訓の一つが、行動すべてにおいて中庸を実践する、ということなんだ。そういうふうに見ると、君の食べ方は過剰すぎるんだ。結果的に、君の身体は調和していない、もっと馴染みのある言葉を使えば、過度にストレスがかかってる。君が抱えている症状は全部、たぶんこれのせいだよ」と返事をしました。

エミリオは少しの間考えてから、「わかった。それで、アドバイスは？」と言いました。

カペナは、「食事をするとき、ゆっくり時間をかけなくちゃいけない。食べ物を飲み込む前に、ゆっくり十分に噛むこと。食べてる間は、飲み物は飲まないのがベストだ。食べ終わった後に飲むこと。それから、食べたり飲んだりしている最中に他のことをしないこと。ただ食べて飲むだけにすること。最後に、君はおそらく、食べたり飲んだりする量や、もしかしたら食べたり飲んだりするものを変えようと考えるだろうね。君が十分な水分を取らなくなるんじゃないか心配だよ。だから何よりも、とにかく飲食に関しては中庸であることを覚えておくことだよ」と言いました。

ソフィアの話

午後六時頃に仕事から帰って家に着いた後、ソフィアは決まって、家中の明かりを全部点けて、コーヒーポットを沸かし、メロドラマを二時間観て、いつもその間にコーヒーを二〜三杯飲みました。彼女は早くても八時までは食事の準備をし始めることはなかったので、九時頃に食事をすることがしばしばでした。食事をしながら、彼女はいつも犯罪ドラマを観て、さらにコーヒーを飲みました。一〇時になり、彼女は別の犯罪番組を観ながら、大きなボウルに入れたアイスクリームを食べました。一一時を過ぎてその番組が終わると、彼女はニュースを一時間観ました。午前〇時頃、彼女は明かりを全部消して、寝床に着きました。

ソフィアはいつも、一時間ほど寝返りを打ったり向きを変えたりした後に、眠りにつきました。しかし、夜中にお腹が空いて目が覚めることがしばしばあり、そういうときには、彼女はいつも起き上がってスナックを食べました。再び眠りについた後、彼女はいつも、アラームが鳴り響くまで寝ていました。ただ、彼女はしょっちゅう、頭痛・疲れ・だるさ・若干のイライラとともに目が覚めました。こうしたことが一ヶ月ぐらい続いたため、結果として彼女は何度も仕事に遅れました。ある朝仕事に向かい、また遅刻してしまったとき、とうとう彼女の上司は「この次遅刻したら、お前はクビだ！」と言いました。

間違いなく、中庸という道教の基本的な指針は、この状況と関わりがあります。ソフィアのカフェイン消費は明らかに過剰であり、夜の時間帯は特にそうです。また、彼女の場合、余裕をもって、もっと早い時間に夕食を取り、夜は薄暗くするか明かりを消し、もっとリラックスするような番組を観て、寝床に入る前は少しの時間テレビをまったく観ない、といったことに取り組むべきでしょう。

ウィリアムの話

ウィリアムは慢性的なストレス状態にありました。彼はつい食べすぎてしまい、ほとんど運動もせず、しばしば不安にさいなまれたり、眠れなかったりしました。最近では、心がいたるところを駆け回っているようで、集中することができませんでした。身体の調子は下り坂で、仕事のパフォーマンスも落ちてきました。彼は自分が問題を抱えていることを自覚していて、生活を元に戻したいと思っていましたが、どうすればよいのかがわかりませんでした。彼は、同僚の一人である、フア・リーという名の女性が、いつも活力にあふれ集中力があって幸せそうに見えることに気がつきました。彼女はまた、とてもスポーツマンタイプに見えました。ある日彼女とランチをしながら、彼は自分の問題を説明し、慢性的にストレス状態にあるような感じがすると話しました。彼は、彼女がとても陽気で、落ち着いていて、健康的に見えると前から思っていたことを伝え、そのコツは何かと彼女に尋ねました。

フア・リーは微笑んで、「最初のステップは、自分が問題を抱えていることを自覚してそれを直したいと思うことであって、あなたはすでにそれはできているわ。どんな旅も最初の一歩から始まるものよ。私に声をかけたことで、あなたはすでにその旅を始めてるってこと」と言いました。それはとても心安らぐ言葉だったので、ウィリアムは微笑み、大きなため息をホッとつき、そのときそこでは少しリラックスしました。するとフア・リーは、「第二のステップは、直すことよ。あなたの健康とウェルビーイングのためになっていない行動を変えることでそうするの」と言いました。彼女は、自分が道家であり、健康とウェルビーイングへ向けた道教のホリスティックなアプローチに従っていることを説明しました。彼女はまた、気功と太極拳のクラスを教えていて、それらは生活にバランスを生むのに役立ちうることを伝え、それに参加するよう彼を誘いました。最後に彼女は、道家のアプローチについての情報を提供しているいくつかのウェブサイトを薦めました。

ウェブサイトを閲覧してみると、ウィリアムは、ストレッチ・運動・瞑想を通して身体を磨くことを強調しているところや、身体を落ち着かせることで心が落ち着くという考えに興味をそそられました。彼はフア・リーのクラスに参加することに決めました。そして、気功と太極拳を教えつつ、彼女が慢性ストレスを管理することへ向けた道教のホリスティックなアプローチについて論じていることを知り、とても嬉しくなりました。彼は以前から、多くの面で変化する必要があることはわかっていましたが、ここに一つのまとまった哲学があり、その哲学は、睡眠・食事・運動・ストレッチ・瞑想、そして対人関係やさらに世界と調和することさえも扱っていました。彼ははまりました。

ウィリアムは、ストレッチ・運動・瞑想を含む新しい日課を実行することから、旅を始めました。道家の教えに従って、彼はその日課を非常にシンプルなものに保ちました。毎朝、朝六時に起床し、水を数口飲みました。それから坐式八段錦を行いました。このとき、始める前と終わった後には瞑想をし、ポーズとポーズの合間にストレッチを組み込みました。そして、いくらか水を飲み、きびきびと二マイル〔訳注：約三・二キロメートル〕のウォーキングをしに出かけ、終わったら短めのクールダウンをしてまた水を飲みました。その後、朝食を取って、仕事に行きました。一週間のうち三晩、彼はフア・リーのクラスに参加しました。

ウィリアムは、朝の日課を変えたことが他の多くの変化をもたらしたことに気づきました。彼は、より適度な量で食べるようになり、より健康によい食べ物を選ぶようになりました。そして、今では毎日六時に起きるようになったので、早寝するようになりました。また、よりぐっすりと眠り、起きたときにもより休めた感じがしました。加えて、より活力にあふれ、より集中していて、もう不安にさいなまれないことに気がつきました。何よりもまず、彼は単純に、生きていることをより実感しました。

ミルドレッドの話

ある日の仕事中、二人とも一〇代の子どもを持つ親であるサムと彼の同僚であるペニーは、子どもが口答えしてきたときにどうやってしつけるかについて議論になっていました。子どものいない中年女性であるミルドレッドは、彼らの議論をふと耳にして、彼らに歩み寄り、二人とも間違っていると話しかけました。彼女は続けて彼らに、そういう状況での「正しい」子どものしつけ方について語りました。サムとペニーの両方とも彼女の意見には同意できず、そのことを彼女に話しました。ミルドレッドは腹を立て、二人が自分の話を聞いていなかったのかと言って、意見を押し通そうとしました。

ペニーはミルドレッドに、「あなたにはお子さんがいないのに、子どもが口答えするのを止めさせる正しい方法がどうしてわかるんですか?」と尋ねました。

これがさらにミルドレッドの火に油を注ぎ、彼女は「子どもをきちんと育てる方法を知るのに、子どもを持つ必要はありません」と言って反論しました。サムは見るからに怒りをあらわにし、彼女に立ち去るように言いました。これにミルドレッドが激怒し、彼女は、彼らが間違っていて自分は正しいと主張し続けました。これで相当に腹の立ったペニーは、ミルドレッドのところに歩み寄り、立ち去るように言いました。震え始めたミルドレッドは、歯を食いしばり、向きを変え、足を踏みならしながら自分の机に戻りました。

残りの仕事の時間と帰宅する間、ミルドレッドはサムとペニーとのやりとりについて反すうしました。その夜自宅に着くまでに、彼女は身体的にも感情的にもくたくたになっていました。彼女は呼吸が少し速くなっていて、頭痛がし、胃がムカムカしていました。首と肩と背中が痛み、全身が緊張していて、不安で、疲れ果てていました。明らかに、彼女はかなりのストレス状態にありました。

午後九時頃、ミルドレッドの電話が鳴りました。それは彼女の姉ペネロペでした。彼女は、ミルドレッドの声の緊張を聞き、どこか悪いところがあるのかと尋ねました。ペネロペのことをいつも信用し尊敬していたミルドレッドは、今日起きたことを説明しました。

ペネロペはミルドレッドに、何度か深く息を吸って、息を吐くときに大きなため息をついてみるよう薦めました。数回呼吸をすると、ミルドレッドは少し気分がよくなり、さっきよりもリラックスしているように感じました。それを感じ取ったペネロペはミルドレッドに、アドバイスが欲しいかどうかと聞きました。ミルドレッドは是非にと言いました。というのも、彼女が人助けをしようとしたときに今回のようなことが起こったのは、これが初めてではなかったからです。

ペネロペは、「問題があることを知り、未来にひどい思いをしないようにするために変わりたいと思うそのことが、素晴らしい洞察よ」と言いました。これを聞いてミルドレッドは気分がよくなりました。

それからペネロペは、「人が問題を解決するのを手助けしたいと思うのはいいことよ。でも、いつもまず彼らに、あなたの意見を聞きたいかどうかを尋ねるのが一番いいわ。もし聞きたくなければ、何も言わない方がいい。それから、知らないうちに相手を脅かすような言葉を使って始めてしまうと、それはすぐに問題を引き起こす場合があるの。例えばね、あなたは傷つけようというつもりじゃかったことは私にはわかってるけれど、それでもあなたが同僚の人たちに、あなたたちは間違ってるわと言って話し始めたら、彼らはたぶん、傷つけられ脅かされたと感じたでしょう。おそらくそれで彼らは緊張したのよ――それは、もしあなたが自分の声を人に聞かせたいのなら、よくない状況ね。こういう場合は、〈…と考えたことはあるかしら?〉とか〈…というのはどう?〉というような言葉をもっと使って始めるといいわよ」と言いました。

ペネロペはさらに、「もし人があなたの解決策を聞きたくないとかそれには不賛成だとか言う場合は、引き下がるのが一番よ。議論しようとせず、止めどきをわきまえておくこと。もし議論を押し通そうと続けたら、そのときにはサムとペニーとの間で経験したような状況に陥る可能性が高いわ。精神的に疲れる議論よ。この時点で、あなたはもともとの意思、つまり人助けしようとすることに反して働いていることになるわ。代わりに、あなたは自分が正しくて他人が間違っていることを証明しようとしているのよ。意見を強引に押し通すことで、あなたは他人の行動をコントロールしようとしているのよ。その結果、相手を傷つけるようなことを言ってるかもしれないわ。それに、議論は結局あなたを傷つけることになるわね。だって本当にストレスがかかった状態になるもの。わかってもらえたかしら?」と続けました。

ミルドレッドはため息をつきました。ペネロペの言うように状況を眺めるのは辛いことでした。彼女は恥ずかしく感じましたが、それでもペネロペが言っていることの中に真実を認めました。一呼吸置いて、彼女は、「ええ、ちゃんとわかったわ。それを知ってとってもいい気分というわけじゃないけど、あなたの洞察と支えに感謝するわ。私は、自分の行動を変えられると思う。しばらく時間がかかるかもしれないけど、やり遂げると決心したわ。あなたのアドバイスにしたがって、緊張を感じ始めたら深く息を吸って大きなため息をつくことを思い出すようにするわ。どうもありがとう」と言いました。

翌日、職場で、ミルドレッドはサムとペニーのところに行き、（昨日の）彼女の行動について謝りました。彼女は彼らに事情を説明し、特にもし彼女がまた元の問題行動に逆戻りした場合には、できる範囲で手助けしてくれるようお願いしました。彼らは二人とも微笑み、喜んで手助けすると言いました。それからサムはミルドレッドに、もしよければ自分たちと一緒にランチに行こうと誘いました。暖かい感覚が彼女を包み込み、彼女は「是非とも」と答えました。

Practice

解決不能な問題を同定する

このエクササイズでは、二つのことについて省みます。それは、解決しようと試みても解決できない問題と、生活する中でコントロールしようとするけれどもできなない他人や出来事です。日誌の空いているページに、縦の列を三つ作ってください。左端の列に、解決しようとするけれども解決できない問題や、コントロールしようとするけれどもできない他人や出来事のことを書いてください。真ん中の列には、解決不能な問題それぞれを解決しようとすることと、コントロールできない人や出来事をコントロールしようとすることという、似たようなこれら二つの要因によってあなたが行う行動を書いてください。三つ目の列には、各行動の結果として抱く感情を書いてください。この手の自己省察は難しいものです。時間を十分に取って、自分自身を優しく見守ります。ポイントは、自分を責めずに、自分の問題行動とそのコストへの気づきを深めることです。

　次に、時間を取って、三つの列すべてに書いたことを省みてみましょう。その上で三つ目の列を見て、あなたが書いたストレス、特には怒り・敵意・抑うつ・不安・緊張のような不快な感情を示しているものに注目してください。そうした感情をもたらす行動は、それが機能せずむしろストレスをもたらしているせいで、問題となっていることをはっきり自覚しましょう。そして、なぜ機能せずにストレスをもたらす行動をし続けるのか、自分自身に問うてみてください。

　次のステップは、遭遇する問題はすべて解決しなければならないという絶対的な信念や、自分の期待通りに他人や出来事が振る舞うようコントロールできるという絶対的な信念に関連した行動を取り除くことです。こうした行動を取り除くことは、言うのは簡単だけれど行うのは難しいように思えるかもしれません。おそらく、どうやったらそれを成し遂げることができるのかと思っているでしょう。

　あなたはすでに、そうした行動が何かに気づくことで、最初のステップを踏んでいます。次に必要なのは、注意深くなることであり、そうした行動の生起に観を用いることです。自分がそうした行動をしようとし始めるのがわかったり感じたりした場合、単純に自分自身に止めるように話しかけます。その行動やそれを駆り立てる信念にこだわらないことです。その代わり、大きなため息をついてみましょう。ため息によって、注意の向きが変わったり、リラックスし始めることができたりします。さらに注意の向きを変えるのを助けたり、リラックスを促したりするために、何回かしっかり呼吸してみてください。その後、その場から引き下がり、別のことをするようにしてみてください。

あなたはおそらく長い間その行動をしてきたので、その行動は自動的に生じてしまうかもしれません。これは普通のことです。ただそれは、こうした自動的な反応を完全に途絶えさせるにはある程度の時間がかかるだろう、という意味でもあります。もう一度言いますが、これは普通のことです。また、現在進行形の過程でもあります。一生を通して、人生をシンプルにするため、慢性ストレスを避けるために、自分の思考・信念・行動に働きかけ続ける必要があるでしょう。

幕間

さてそれでは、慢性ストレスを除去するために、行動を変えることへ向けた身体的アプローチに移りましょう。八段錦と易筋経の三つ目のポーズを講じる前に、ウォーキング（きびきび歩くこと）を紹介します。もし万が一、自分が進歩しているという保証を何かしら得たいと思ったら、こう考えてください。気功のポーズを習って実践しているという単純な事実、そして身体的な実践にウォーキングを加えようとしている単純な事実こそ、あなたは自身の行動に前向きな変化をもたらしている、ということを示しているのです。

Practice

きびきびと歩く

ウォーキングは中程度の強度の有酸素運動として有効なものであることが、これまでの研究ではっきりと証明されています（Harvard Health, 2009）。ウォーキングはランニングと同じような効果を持ちますが、怪我につながる可能性のある関節への衝撃のような、損傷の原因となるものがありません。きびきびと歩いているとき、心拍数と呼吸数が高まることに気がつくはずです。こうした変化は通常のことであり、あなたが有酸素レベルで働いていることを示します。一般的に、ウォーキングは一五〜二〇分で一マイル〔訳注：約一・六キロメートル〕のペースで歩くこと、または一分間に一二〇〜一三五歩のペースで歩くことと定義されることが多いです。もちろんこれは、あなたの健康レベルによります。もしあなたが今まであまり運動をしてこなかったのなら、もっとゆっくりしたペースで始めるとよいでしょう。

実践するためには、一〇〜三〇分間歩くのに使える十分な時間を確保するよう手配しておいてください。安全だと感じる場所、往来や障害物などが最小限かまったくない場所を探してください。公園、学校にある陸上トラックの周り、ビーチ、あるいは家の近所で試してみるとよいかもしれません。始める前に、特に両足を中心に、いくつか簡単なストレッチ運動をしましょう。そして、歩きながら、必ず観と微笑みを実践することを忘れないようにしてください。身の安全のために、周りには気をつけましょう。

あなたにとってこれがまったく初めてであれば、ちょうど五分のウォーキングからゆっくり始めて、次第に二〇分まで伸ばしていってください。調子がよいと感じていれば、二〇分のウォーキングから始めて、次第に三〇分まで伸ばしていってください。ある特定の長さで心地よくちょうどよいと感じたら、徐々に歩く時間を増やしていきましょう。あなた自身が審判です。

もし時間に制約があるなら、一日の間に一〇分間のウォーキングを何回かに分けてするのでもよいです。一日を通して三回の一〇分間ウォーキングをすれば、それはちょうど三〇分間のウォーキングを一回したことと同じぐらいの効果があるでしょう。もし可能なら、朝早く、それも起きてすぐに歩くようにしてみてください。もしこのタイミングだと実行できないようなら、午後遅くがよいです。もしどちらも都合が悪ければ、都合のよい時間を見つけてください。太陽が最も強い午前一〇時から午後四時の間は、歩くのを避けるようにしましょう。

また、脱水症状にも気をつけましょう。必ずウォーキングの前後には十分な量の水分を補給するようにしてください。歩いているときも水筒を持っていくとよいでしょう。毎回ウォーキングを終えるときには、クールダウンするために数分間ゆっくり歩いてください。また、ウォーキング後はいくらかストレッチをするとよいでしょう。

ウォーキングをしてみて最初の数回は、ウォーキング後に時間を取って、歩いているときに感じたり考えたりしたことを振り返って、それを日誌に書いておきましょう。自分の身体で気がついたことは何ですか？　心についてはどうですか？　きびきびと歩き、観を実践することに集中し続けることはできましたか？　歩いている最中、微笑んでいましたか？　歩くことについて何かしらネガティブな判断をしている自分はいましたか？　止めたいと思う自分はいましたか？　また、歩き終わった後に感じたり考えたりしたことに意識を向け、それを書き留めておきましょう。ウォーキングの実践にすっかり慣れた後でも、感じたり考えたりしたことをときどき日誌に書くのを続けるとよいでしょう。

気功

さあ、ようやく八段錦と易筋経の三つ目のポーズを習う時間になりました。まずそれぞれの新しい動きを学び、その後で、一つの流れの中で行ってください。つまり、最初のポーズから初めて、二つ目のポーズを続けて、新しいポーズへとつなげていくようにします。実践中は、観を適用すること、自然に呼吸すること、微笑むことを忘れずに。それぞれ新しいポーズまで一連の動きをし終えたら、行っていた間の経験について振り返ってみましょう。あなたの身体と心はあなた自身について何と語っていましたか？　時間を割いて、動いている間に経験したことについて、日誌に書き記しましょう。

Practice

八段錦のポーズ3：天の太鼓を叩く

二つ目のポーズである、優しく歯を鳴らし崑崙山を抱える法から戻って、静かに坐る法のポーズを維持しながら、自然に呼吸をし、もう一度両方の手の平を胸の前に持ってきて、暖かいと感じるまで両手をこすり合わせます。それから、手の平を耳に当て、中指の先が頭の後ろに触れるようにします。周りの音を遮断するようにしてください。

次に、人差し指を中指の上に置いてください（左の人差し指は左の中指の上に、右の人差し指は右の中指の上に）。そうしたら、単純に、右の人差し指を弾いて頭の後ろにまっすぐ落としてください。あなたの指があなたの頭を打つ音が聞こえるはずです。右の人差し指を右の中指の上に戻しながら、左の人差し指を弾き落としてください。それを左の中指の上に戻しながら、右の人差し指を弾き落としてください。本質的に、あなたは陰陽の形式で打つことを交互に繰り返しているわけです。一方が打ち下ろされると一方が持ち上がり、行ったり来たりして（右、左、右のように）、指は連動して働きながら、両方が陰陽という性質を持つようになります。

この動きの最中も観を実践してください。手の平が耳を覆っている感覚、指が頭の後ろに弾き落ちる感覚を意識してみましょう。指が頭と接するときに起こる音を意識してみましょう。右で一回打つのと左で一回打つのを一往復として、全部で九回になるまで反復してください。九回反復し終えたら、もう一度静かに坐る法のポーズになるよう、両手を元の場所に戻してください。

天の太鼓を打つ法は、心を明瞭にするのに役立ちます。二つ目のポーズの歯を鳴らすのは内側から外側への動きである一方、この三つ目のポーズの指を弾くのは外側から内側への動きです。これらのポーズは両方とも、身体への集中をもたらし、心を静めて空っぽにします。

Practice

易筋経のポーズ３：腹の前でボールを持つ

二つ目のポーズである、胸の前でボールを持つ法から、手・腕・足の位置はそのままで、自然に呼吸をしながら、単に手が臍の高さかその辺りになるまで腕を下げます。自然に呼吸をし続けてください。一〜二分間この姿勢のままでいながら、微笑み、観を実践しましょう。

このポーズは引き続き、あなたが根や芯を持ち、心をはっきりさせるのに役立ちます。またこれは、新しい形になったときにあなたの身体があなた自身について語ることが聞こえるように、あなたが身体についての気づきを養う手助けをします。

結論

本章は、行動をシンプルにすることに焦点を当てました——それは、道家の道筋の三つの要素の一つである、生活をシンプルにすることの別の側面です。ここでは、食べること・飲むこと・眠ること・運動すること、そして、解決不能な問題を解決しようとしたり、変えられないものを変えようとしたりして生じる損害について考えました。次章では、あらゆる形式の道教を通じて最も基礎となる特性である、**無為**（wuwei）すなわち不干渉を探ります。

あなたがこれまで学び実践してきた道家のアプローチや様々な技法は、あなたにとってまったく新しいものであり、おそらく非常に努力を必要とすることかもしれません。それらを試みようとし、屈せずにやり通そうとするあなたを褒めたいと思います。最も困難な障壁の一つが、最初の一歩を単純に踏み出すことへの抵抗に打ち勝つことです。この点で、あなたはもう最初の一歩を越えて、遠くまで旅してきています。

第5章　自分や他人に干渉しない

中国四川省成都の郊外にある青城山《せいじょう》は、多くの道家寺院があり、道教が生まれた場所だと信じられている有名な山です［訳注：道教の四大名山の一つ。他は武当山・竜虎山・斉雲山の三つ］。この山には、とても大きな字で次の中国語が彫ってある大きな壁があります。**大道無為**（Da Dao Wuwei）、それは「大いなる道《タオ》は干渉しない」のように訳されます。

「大いなる道《タオ》は干渉しない」とは、道《タオ》は存在の基礎であり、道《タオ》によって存在がそれ自身の流れに沿うことができる、ということを指しています。道《タオ》は過程に干渉しません。道教では、自らいかなる障壁も課すことなく、自然に振る舞う天と地の、干渉しない自然な行動こそが、世界で自然に振る舞うための指針なのです。

無為あるいは不干渉は、存在すること・振る舞うこと・感じること・交わること・考えることに関する、道家の根本的な方法です。基本的にそれは、自分や他人に、身体的にも心理的にも、干渉しないことを意味します。それは、私たちの思考や行動が過剰になったり不足したりしないことを意味します。過剰なあるいは不足した思考や行動は、食べること・飲むこと・眠ること・運動することのような基礎的なことに干渉し、身体ばかりでなく心もまた汚します。そうした思考や行動は、慢性ストレスを生み、長びかせます。そのため、無為は本質的に、慢性的なストレス状態に陥ることなく人生を送ることを意味します。道家のテキストである『荘子』によれば、本当の幸せは、無為を通してのみ見つけることができます（Guo, 1974）。

道《タオ》・無為・自然

第1章で述べたように、道《タオ》は動的な虚空です。生じるすべてのものは、動的な虚空が必要です。それが食べることであろうと、飲むことであろうと、動き回ることであろうと、呼吸することであろうと、繁殖することであろうと、話すことであろうと、ただ坐ることであろうと、その他何であろうと、あらゆるものは虚空によって生じ、囲み囲まれています。それは、あらゆるものが発生し変容し、そして帰っていく自然の過程です。そのように、すべては相互に関連していて、道《タオ》と結びついています。動的な虚空である道《タオ》によって、すべての物事は自然の流れに従うことができます。道《タオ》は干渉しません。

私たちの問題は、私たちが有形無形の形式や物事にこだわり、各々ばらばらなのは自然なことだと信じているために、私たちが自然な流れに従っていないことなのです。形式は有益である一方、形式が機能を持つことができるのは動的な虚空のおかげであるということを、私たちはわかっていません。例えば、ガラスコップ（形式）が有益である（液体を保持する）理由は、液体が注がれる（機能）虚空が存在するからです。私たちは、誤って理解しているために、身体的にも心理的にも、どんどん中身を溜め込んでいくことによって自分に絶え間なく干渉し、存在に関する自然な行動として道家が言及していることを見えなくさせています。私たちはすでにいっぱいいっぱいなのです！

私たちは自分の生活方法を複雑にしすぎます。食べるといったような単純な行動が、ほとんどいつも、コンピュータ・テレビ・携帯電話・読み物・ラジオ・心配・愚痴などなど、気が逸らされるものからの干渉を受けています。もはやただ食べてはいられません。邪魔するものがたくさんありすぎます。私たちの食事は、人為に導かれていて、自然に導かれていません。この種の行動の結果、私たちは慢性ストレスの道へと進んでいきます。

初期の道家の著述家たちの焦点は、自然（ziran; naturalness）に、そして生活をシンプルにすることに、注がれました。この文脈では、自然とは、私たちの思考や行動において過剰になったり不足したりしないことを意味します。身体的にも心理的にも、自分や他人に干渉しません。結果として心は静まり、問題となる思考・判断・信念がなくなります。慢性ストレスにならないやり方で、身体的心理的に生活に干渉する混乱や障害を除去することで、生活をシンプルにします。それはいわば、空っぽにする、ということです。

本質的に言って、生活をシンプルにするこの過程は、統合へと向かう動きであり、動的な虚空とますます調和して生きることです。障害を除去すればするほど、私たちは自然に行為する自由を獲得します。ですので、食べることを例に取れば、障害となっている気が逸らされるものすべてを除去することによって、私たちは自然でストレスのない形で食べることができます。私たちは、自分が食べているとき、自分に干渉しないようにするわけです。心は静かで空っぽです。無為、つまり、空っぽで自然で道《タオ》と調和したところで食事をします。

道教では、統合・自然・動的な虚空に向けたこうした動きは、自然な進歩に従っているとします。それは、人間の行動パタンを、天地と道《タオ》そのものの持つ空っぽで干渉しない自然なパタンと結びつけます（Wang, 1993）。このように道教は、天地の自然な行動に基づいて、慢性ストレスを除去し、もし当人が目標とするならば、やがては道《タオ》と調和することへと結びつくモデルや指針を提供するのです。

無為の道筋

無為が例外ではなく標準となる方法は、切り払う、手放す、忘れる、そして人為・障壁・妨害を取り外す、といったことの継続にあります。それは、空っぽにする――認知的・感情的・行動的な面で生活を本質的にシンプルにする過程です。無為がだんだん標準になってくると、行動がだんだんと自然になってきます。そして、天・地・道《タオ》とますます調和するようになります。

無為は最初、集中力を使って方向づけした実践によって養われます。つまり、慢性ストレスから自由になるために、自分の生活から取り除く必要のある人為・障壁・妨害に、意識的に注意を向けます。それらは物理的なものだったり心理的なものだったりしますが、私たちはそれらを行動的に取り除く必要があります。ここから私たちは無為へと至る道を歩み始める一方で、私たちが無為を十分に養い、自分の生活に根づかせるのは、動的と静的両方の瞑想を通じて行われます。

自分に干渉しない

自分に干渉しないとは、まさにそのままの意味です。それは、闘争逃走反応を活性化し維持する信念・思考・判断・行動を除去することです。愚痴を言ったり、不平を言ったり、批判したり、嘆いたり、貶めたり、非難したりといったことを含む、慢性的で、絶対的で、融通の利かない、白か黒かのあらゆる思考は、脅威に基づいていて、私たちの身体的心理的な機能を妨げます。この種の思考は、私たちの健康やウェルビーイングを破壊する多くの行動を駆り立てます。

私たち一人一人が、自分自身に対して正直で価値判断しない眼差しを向け、「私は、私自身の身体的心理的機能を損なわせていることを何かしているか？　私なりにどうなりたいのか？」と問わなければなりません。私たちが自分に干渉している領域は多数ありますが、本章では、私たちがしばしば自分に干渉する三つの特定領域に焦点を当てます。それは、食べたり飲んだりすること、眠ること、そして運動することです。

マーク、ゲイリー、ダミアンの話

マークとゲイリーとダミアンはみんな、大学の同じ大きな心理学の授業を取っていました。マークはいつも授業に集中していて、学習することが好きでした。ゲイリーは授業に注意を向けようとしましたが、不安を感じて、自分を疑うのに多くのエネルギーを割いていました。ダミアンは授業にまったく注意を払いませんでした。その代わり、いつもスマートフォンでゲームをしていました。

中間試験の数日前、マークとゲイリーは勉強するために図書館で会う約束をしました。彼らはダミアンも自分たちに加わるよう誘いましたが、彼は別段勉強する時間が必要だとは思わないし、友人と遊ぶ方がよいと言いました。ゲイリーは試験のことが不安で、マークと一緒に勉強するのに、彼は「うまくいかないような気がするよ。今回の内容は難しすぎる。僕にはできないよ」と言いました。マークはゲイリーに自信を持たせようとして、君は賢いし中身も覚えられるさ、と彼に話しました。彼らは数時間一緒に勉強し、その後別れました。

次の二日間、マークは毎日だいたい一時間かそこら勉強しました。彼はまた、宗教研究の授業も取っていて、その授業のはじめの頃、道教に関する議論がありました。彼は無為、つまり自分に干渉しないことという概念を高く評価していました。また、その授業で習った呼吸に基づく簡単な瞑想を継続していて、毎日約一〇分間実践していました。加えて、彼は毎日約三〇分間ウォーキングをしに出かけていました。試験の前日、彼は勉強し、瞑想し、ウォーキングに出かけ、無為のことを考えました。その夜、彼は早めに寝ました。

ゲイリーは試験について心配し、自分を疑い続けました。毎日、彼は試験のための勉強に四時間費やしました。試験の前の晩は、夜半まで起きて勉強しました。

ダミアンは友人と遊び、コンピュータゲームをし続けました。彼はほとんど心理学の教科書さえも見ませんでした。試験の前の晩、彼は一時間、詰め込み勉強しました。試験に通るためにもう十分勉強したと思い、彼は友人たちと出かけ、遅くまで家に帰りませんでした。

試験当日、マークはくつろいでいました。心の中に気を逸らされるものは何もないままに教室に坐りながら、彼は問題を読み、微笑み、回答を埋め始めました。ゲイリーはぐったりして不安で、心の中はネガティブな判断と疑念でいっぱいでした。彼は問題を見て、これは本当に難しいぞと自分に話しかけ、果たして自分は試験を通れるのだろうかと思いました。ダミアンもまたぐったりしていて、問題を見たとき、どう答えるべきかの手がかりを持ち合わせていないと悟りました。彼はものすごく不安になり、心は乱れて空回りしました。

当然のことながら、マークは試験でよい点を取りました。彼は、自然でホリスティックなやり方で試験に向かいました。彼の心には、気を逸らせるものや問題となる思考・判断・信念といったものがなかったために、自分に干渉しませんでした。どのように勉強するかを含めて、試験への準備で彼がした行動は、過剰気味でも不足気味でもありませんでした。彼は慢性ストレスと無縁でした。彼の陰陽は調和していました。

ゲイリーはかろうじて通りました。彼の心は興奮し、混乱し、かなり気が逸れやすい状態でした。彼の思考・

判断・信念は問題がありました。ゲイリーは、問題を解いているとき、絶えず心配し自分を疑うことで自分に干渉しました。試験に向けた準備での彼の行動もまた、彼のパフォーマンスに干渉しました。というのも、彼は勉強しすぎで、寝不足であり、慢性ストレスに気づかないかあるいはそれに何の対処もしなかったからです。彼の陰陽は調和していませんでした。

ダミアンは試験に落ちました。彼の心は興奮してごちゃごちゃで、集中できませんでした。彼の思考・判断・信念は問題のあるものでした。試験に向けた準備でのダミアンの行動は、彼のパフォーマンスに干渉しました。なぜなら、彼は勉強不足であり、寝不足であり、遊びすぎたからです。加えて、彼は、問題を見たときにかなり不安になったことで、自分に干渉しました。彼の陰陽は調和していませんでした。

無為と食べること・飲むこと

十分に食べないもしくは食べすぎることで、私たちは自分自身のウェルビーイングに干渉してしまいます。また、十分な水を飲まないで健康に悪い飲み物を飲みすぎることで、私たちは自分自身のウェルビーイングに干渉してしまいます。

第２章で、観で食すというエクササイズを実際にやってみるように言いました。このエクササイズの一部には、食べている間は（他の）いかなる活動にも従事しないというのが含まれていました。本質的に言えば、食べることだけに集中することに干渉する、あらゆるものを取り除くよう求められたわけです。あなたは行動的に、無為の過程を実際にやっていたのです。

心理学的に言えば、食べるときには、他のことを考えることにではなく食べることだけに心を集中させる必要があります。私たちは、食べている間に、心配・不平・批判・嘆き・愚痴といったネガティブな思考をしたくないのは間違いないでしょう。もうおわかりのように、こうした形式の思考はすべて、脅威に基づいていて、闘争逃走反応を活性化し続けます。食べることに何も干渉しないのが最もよいのですが、ストレスは、消化も妨げるので、特に問題です。こうした障害を取り除けば、私たちはもはや自分に干渉することはありません。心理学的に言えば、私たちは食べながら無為を実際にやっていることになります。

道家にとって、食べることは、生活における普通の機能をゆったりと楽しむための機会です。中庸は、私たちが何をどのくらい食べるかということばかりでなく、どのように食べるかということの鍵でもあります。大半の人が急いで食べがちですが、それは身体の自然な機能を妨げます。私たちは、数秒のうちに食べ物を喉にどんどん放り込めるようにはできていません。飲み込む前に食べ物を味わいよく噛む必要があります。自然でストレスのないやり方で、時間をかけて食事をする必要があります。

Practice

食べたり飲んだりするときの無為を省みる

いくらか時間を取って、あなたがあなた自身の食べることや飲むことにいかに干渉しているかを考えてみましょう。食事やおやつ、一日を通して飲む飲み物を考えてください。これには、他人と一緒に食事をしているときも含みます。あなたがする何かだったり、食べるときの文脈での何かで、ただ食事をしたりただ飲んだりすることに干渉するようなことはありますか？　あなたが食べたり飲んだりすることに干渉する物事のリストを日誌に書き出してみて、それを振り返ってみましょう。あなたはこのリストから何を取り除くことができますか？

次に、あなたが食べたり飲んだりすることに干渉する一つないし二つの物事だけを除去することによって、ゆっくりと無為の実践を始めましょう。そうしてみた後で、日誌に戻り、干渉していた物事を取り除いた後で食べたり飲んだりしたときに気がついたことを、書き留めてください。これは徐々に進めていくものなので、ちょっとずつ始めて、そのアプローチに心地よいと感じるのに合わせて取り除いていってください。一回の食事でも、一回のおやつでも、一回の食事のほんの一部でさえも、これを試すことができます。要は、食事を取るときには、食べるスピードを落とし、食べること・飲むことにただ集中するのが最もよい、ということです。これがストレスを防止するのに役立ちます。

無為と寝ること

十分な睡眠を取ることに干渉しうる外的な要因はたくさんある一方で、不眠症や他の睡眠障害の主な原因の一つは、私たち自身の思考や行動によって生じるストレスです（Colbert, 2006）。私たちは、自分に干渉しています。自分に干渉するのを止める方法を学ばなければなりません。（そのためには）無為を実践する必要があります。

スーザンの話

慌ただしい会社で働く三〇代後半の独身女性であるスーザンは、不安になりやすい傾向がありました。寝床に就いた後ほとんどの夜、彼女は横になったまま目が覚め、その日の人との関わり合いにくよくよ悩み、自分が人を遠ざけてしまったと恐れ、次の日に起こるかもしれないことを心配しました。このため彼女はストレス状態に陥り、眠ることができませんでした。毎晩約一時間かそこら反すうしたところで、彼女はずいぶん夜が更けてしまったと思い、眠れないことを心配するようになりました。もう一時間かそこら経つ頃に、いつも意識がなくなるのですが――しばしば夜中に突然目が覚めるのでした。そうすると彼女は起きてしまったことを心配し、再び眠りに戻るのに、いつもまた三〇分かそこらかかるのでした。

ほとんどの朝、スーザンはかなりぐったりしていました。彼女はしばしば頭痛がして、集中するのがたいへんでした。彼女は、頭がスッキリしたと感じるまでコーヒーを大量に――しばしば毎朝ポット丸ごと――飲みました。あるときにはこれがずっと続き、彼女の健康と仕事上のパフォーマンスの両方に影響を及ぼしました。彼女は処方箋のいらない睡眠薬を試しましたが、それによって頭がぼんやりして気分が悪くなってしまいました。それでも、睡眠薬には頼らないようになりたいとは思いませんでした。とうとう彼女の上司は彼女をオフィスに呼び出し、スーザンの最近の仕事ぶりについて、提出が遅いしひどい有様だと、不満をぶつけました。上司は何が問題なのか知りたいと思いました。その話し合いの中で、スーザンはようやく、睡眠の改善を試みるために何か違うことをする必要があると自分ではわかっていることに気がつきましたが、何をすればよいのかがわかりませんでした。

スーザンが職場から自宅まで歩いて帰るいつもの道すがら通り過ぎる建物で、太極拳の教室が開かれていました。太極拳については少し聞いたことはありましたが、彼女は疑い深く、それが本当に役立つのかしらと思いました。彼女はいくらか調べてみたところ、「睡眠」という雑誌に載っているある論文を見つけました。その論文の結論は、太極拳は睡眠の改善に役立つ、というものでした。そこである日、仕事からの帰り道、彼女は教室に立ち寄って、インストラクターの一人と話をしました。彼女は自分の問題を説明し、それから、太極拳は彼女の睡眠に役立つかどうか尋ねました。インストラクターは微笑んで、「絶対に役立ちますよ。あなたの仰っていることからすると、あなたは寝床に横になっている間考え事をしていて、それがあなたの心を乱し、ストレス状態にし、眠ろうとするのを妨げているのは明らかです。あなたは、心を空っぽにする方法を学ぶ必要があります。実際、いますぐにでも、無料でいいですから、心を空っぽにして眠るのに役立つ簡単な瞑想法を教えてあげますよ」と言いました。

スーザンは是非それを教えてほしいと言ったので、インストラクターは彼女に、「寝床に入ったとき、すべての灯りが消えていることを確かめたら、呼吸を追いかけることにだけ集中して、他には何も考えないようにします。ゆっくり深く息を吸い、それからゆっくり深く息を吐く、ということだけに意識を集めてください。息を吸うときは、お腹が自然に膨らむように、息を吐くときはお腹が自然に戻るようにします」と話しました。彼はこの呼吸法を実際にやって見せ、スーザンにも試してみるように促し、正しくできているかを確認しました。

彼は続けて、「もし、音や考えや心配事といったような何かに気が逸らされていると気がついても、それは普通のことです。そう言った気が逸らされるものに囚われないよう、また、それそのものやそれについて考えている自分自身を価値判断しないようにしてください。ただ単に呼吸を追いかけることに再び集中します。寝床に就いたら毎晩この方法を実践してみてください。集中力がついて効果が現れるまでにはしばらくかかるでしょう。肝心なのは実践することです！」と言いました。

一週間もすると、スーザンは以前よりもずっと早く眠りに落ちるようになり、夜中に目が覚めなくなりました。頭痛もしなくなり、集中力がずいぶん改善され、活力も感じるようになりました。彼女はもはや、眠りに関して自分に干渉しなくなりました。こうした結果に感銘を受け、彼女は、他にどんな効果が経験できるかを確かめてみようと、太極拳の教室に通い始めることに決めました。

無為と運動すること

私たちの身体は動くようにできています。私たちの遠い祖先にとっては常に活動的であることが標準的な状態であった一方で、現代の豊かな社会に生きる大半の人々にとってはそういうわけではありません。私たちは、車・電車・バスといったような、動き回るためのあらゆる種類の機械を持ちつつ、携帯電話・テレビ・コンピュータといったような、動き回ることから気を逸らし遠ざける無数の機械を持っています。結果として私たちは、健康やウェルビーイングに有害な坐りっぱなしの生活スタイルで過ごしています――この国〔訳注：アメリカ合衆国〕の肥満問題がそれをはっきりと示しています。

私たちは運動しなければなりません。そうすることは、間違いなく私たちの身体的心理的な健康にとって有益です。それはまた、私たちが慢性ストレスを除去するのに役立ちます。運動することを支持する証拠は圧倒的です。

不幸にも、私たちの多くは、身体的にも心理的にも、運動したいという自然な欲求に干渉しがちです。私たちが自分に干渉する初歩的なやり方の一つは、「疲れた」「ややこしすぎる」「時間がない」「難しすぎる」「痛い」「汗をかきたくない」「気分が乗らない」「関わりたくない」「定期的、継続的にできない」「やる気が続かない」「高すぎる」「やり方がわからない」「すぐに十分な変化が起こらない」といったような、運動できない言い訳をすることです（Waehner, 2012）。たいていの場合これらは、絶対的かつ脅威に基づいた、運動に関する潜在的な信念や判断から生じています。

道家のアプローチでは、運動するとき、私たちは運動することだけに集中しなければなりません。私たちの心の中は、気が逸らされるものが何もない状態になる必要があります。もし運動中に愚痴を言ったり不平を言ったり敵意的な思考をしたりしたら、私たちは自分に干渉してストレス状態に陥らせてしまいます。運動している最中にストレスを感じてしまったら、運動からほとんど利益を得ることができません。

今あなたは運動をしていないのなら、どうやって始めたらよいのだろうかと思っているかもしれません。最初に、過去は過ぎ去るものだということ思い出してください。運動に関連してあなたがこれまでしてきたこと経験してきたことはすべて、終わったことです。それは放っておきましょう。それは忘れて、これまで起きたことやこれから起こると心配していることで自分自身を非難するのを止めましょう。無為と観を実践してください。

他人に干渉しない

無為の二つ目の側面は、他人に干渉しないことです。この文脈では、無為とは、あなた自身の利益のためにあなたが望むことを他人にさせるために操作しようと、コントロールしようと、あるいは強制しようとしないことを意味します。あなたの意見、あなたの世界観、あなたの政治的見解、あなたの価値観、あるいは人はこう振る舞うべきとあなたが思っていることに同意するよう他人に強要しないことを意味します。他人と交わる際に無為を実践するということは、他人に命令しない、他人の品位を落とさない、他人を卑下しない、他人を批判しない、他人を非難しないことを意味します。

第3章の、ミルドレッドの話を覚えていますか？　彼女の同僚であるサムとペニーへ向けた彼女の行動は、無為を実践していない一番よい例です。それはまた、ミルドレッドが絶えず自分や他人に干渉しながらいかに自分の人生を生きているかを表していました。彼女の姉のペネロペが与えたアドバイスはすべて、基本的に、ミルドレッドが無為を実践するのを促すものでした。本章で習ったことすべてを念頭に置きながら、無為の実践について新たな洞察を得られるかどうかを知るために、あの話をもう一度読んでみるとよいでしょう。

他人に干渉しないということは、他人の声に耳を傾け、アイディアを交換し、正当であれば建設的な批判をすることを意味します。他人が自然に運命を全うするよう積極的に支え、促すことを意味します。他人との交流が成長とウェルビーイングに資する環境を創造することを意味します。

Practice

他人への無為を振り返る

少し時間を取って、ストレスだと感じた最近の他人との交流について振り返ってみましょう。日誌にそうした交流のいくつかについて書いてください。それらの状況では何が起こっていましたか？　あなたは他人の話に心から耳を傾けていましたか？　何らかのやり方で他人に干渉している自分はいましたか？　自分は正しくて他人は間違っているということをその他人に納得させようとしていましたか？　交流はけんか腰でしたか？　将来そうした種類の交流を起こさないようにするために、何を除去したり、何をするのを止めたりする必要がありますか？

Practice

無為を自分に広げる

このエクササイズ（Santee, 2007より改変）は、自分への無為を実践するために、意識的に努力することを求めるものです。一日選んで、自分への無為を実践してみましょう。思い出していただきたいのは、無為とは自分に干渉しないこと――自分自身のやり方というのを止めること、反すうしないこと、不平を言わないこと、あるいは愚痴を言わないことを意味します。この実践は、あなたが自ら課した批判・制限・障害・罪悪感・疑念を除去するのに役立つでしょう。それらはあなたが前に進んだりポジティブな成長を経験したりするのを妨げます。

　選んだその日は、一日中、自分自身・自分の思考・自分の行為を観察することを覚えていてください。あなたの心は、ネガティブな障害に乱されていますか？　何がそのネガティビティを引き起こしていますか？　それは特定の出来事や状況によって生じていますか、それとも単なる習慣あるいは蓋然的な世界観ですか？　どうやって自分に干渉していますか？　また、どのぐらいの頻度で？　自分に干渉したときにどのように感じますか？　これらすべてを日誌に書き留めるとよいでしょう。

　自分への無為を実践するために、今に留まり、価値判断しないようにしましょう。これには意識的な努力が必要でしょう。それは挑戦的であり、養うには時間と実践を要します。ネガティビティ・疑念・自己批判が生まれ続けるでしょう。あなたはこれまで何年間もこうしたネガティブな思考パタンを実践し続けてきましたので、それらはかなり条件づけされています。ただ、それらは、あなたが自分の判断と思考でそれらにしがみつくから、持ちこたえているだけなのです。除去できるネガティビティや障害は何かを考えてみてください。もしあなたが今に留まり続け、価値判断しなければ、ネガティビティや限界は消え去るでしょう。それらはただ、あなたが価値判断をして飼い続けるから、存続するのです。

　自分への無為を実践した後、どのように感じたかを振り返ってみてください。何を経験しましたか？　これを、自分への無為を実践していないときの経験と比較してみましょう。何に気がつきますか？　ある程度時間を取って、経験したことや経験の違いについて日誌に書きましょう。

幕間

本章の最初の部分は、無為・自然・空について、精神的な観点から議論し、そうした質のものを養う方法を探究しました。章の残りの部分は身体的な要素へと移ります。それは、無為・自然・空を経験し養うのに役立つ気功のポーズです。

気功

気功のポーズを実践するとき、実行中は自分に干渉しないことが重要です。もし気が逸れていることに気づいたら、それらの気を逸らせるものに囚われないように、あるいは、それらやそれらを抱いている自分にいかなる価値判断もしないようにして、ただ単に呼吸に注意を戻し、動きを続けてください。これによってあなたの心は鍛えられて、道《タオ》の虚空のように、空っぽになるでしょう。

いつものように、最初にこれまでのポーズを続けて実践し、その後に新しいポーズを加えてください。気功の実践に関しては、不足してもまた過剰になってもいけません。十分にやらなければ、あなたの慢性ストレス（の軽減）には役立たないでしょう。やりすぎても、ただストレスを増やすだけでしょう。この（気功による身体的）アプローチは無為、あるいは不干渉を具現化したものです。無為を実践することで慢性ストレスが軽減することは、自然（ziran）なのです。

新しいポーズまで入れて（八段錦と易筋経の）どちらの実践も終えたら、実行中の経験を振り返ってみましょう。あなたの身体と心はあなた自身について何を語りかけてきましたか？　少し時間を取って、気功の動作を行っている間に経験したことについて、日誌に書いておきましょう。

Practice

八段錦のポーズ4：山を押す

山を押す法は、体幹を強くし、背中と腕をストレッチし、首をほぐします。天の太鼓を叩く法から、静かに坐る法のポーズに戻ったら、深く息を吸って、お腹の真ん中に両手を持ってきて、手の平を上に向けて指先同士をつけてください。手の平は上を向けたままで指先もつけたまま、胸の高さ（乳首辺り）まで、両手を引き上げてください。息を吐きます。

深く息を吸ってください。息を吐きながら、手の平が最初は胸の方に向くように両手を内側に回し、それから下の方に、続いて外側に向くように、一続きの動きで行い、最後は手の平が身体と逆の方に向く形で終わってください。このとき同時に、胴体と首をゆっくり左の方に回転させながら、手は前の方へ押し出し、身体から離していきます。左の肩越しに視線を送るようになるはずです［訳注：身体を左に捻って両方の手の平を左の方へ押し出す］。

次に、深く息を吸いながら、胴体と首をゆっくり回転して真ん中に戻しつつ、手の平を下の方から内側に回し、同時に身体の方に向けて持ってきて、最初の位置に戻します。つまり、乳首の高さで、手の平が上を向いて指先がついている状態です。このとき顔は、前方を向いているはずです。

同じ動作を右側でも繰り返しましょう。手の平を内側から下へ回し、それから外側前方へ手を押し出しつつ、息を吐き、右肩越しに視線を送ります［訳注：身体を右に捻って両方の手の平を右の方へ押し出す］。その後、息を吸い、真ん中へ向き直りながら、手の平を下から内側へ回し上へ向けながら、身体の方へ手を引き寄せてきます。両側を終えて一往復です。この過程をあと八回繰り返し、全部で九回繰り返してください。終始、観と微笑みの実践を忘れないでください。終わったら、足を伸ばして立ち上がりましょう。

Practice

易筋経のポーズ4：胸の上に物体を持つ

胸の上に物体を持つ法（Santee, 2011より改変）は、手・腕・背中上部・肩の緊張を、それらの場所をストレッチすることで、ほぐします。それはまた、肩関節を緩めるのに役立ちます。前のポーズである腹の前でボールを持つ法が終わったら、深く息を吸ってください。息を吐きながら、手の平を回して上を向け、［訳注：手の平は上に向けたまま］両腕を体側の外の方へ弧を描きながら伸ばしていき、［訳注：腕は水平に、手の平は上に向けて］肩の高さまで上げます。両肘はわずかに曲がった状態のはずです。指先を外の方に向けて伸ばし、手と腕は、ネジが壁にねじり込んでいくように、後ろの方へ捻ってください。腕の緊張はかなりはっきりしているはずです。重い物体が、左の手の平から右の手の平へと、胸の上を通って転がっていくところをイメージしてみてください。その物体は、あなたの手の平によって支えられ、持ち上げられています。全体の感覚としては、腕が三つの方向――上と横と後ろ――に同時に動いているような感じでしょう。観を用いて、手の平の真ん中に心を向けてみてください。自然に呼吸しましょう。このポーズを一～二分間続けてください。

次に、息を吐きながら、腕をほどきます。先ほどと同じ弧を反対に描きながら、単純に両腕をふわりと落とし、腹の前でボールを持つ法のポーズへと戻してください。両腕と両手が、持っている想像上のボールの中心へと、内向きに捻り込んでいくという、違った感覚を抱くはずです。自然な呼吸を続けましょう。この姿勢を一～二分間保ってください。その後、両腕を体側に戻して、再び無極で立つポーズになってください。

結論

無為を実践することは挑戦的であり、ときに、いらだたしく感じるものです。何年間もし続けてきた問題のある身体的心理的行動を除去しようとしていることを思い出してください。我慢です。こうした行動が慢性ストレスにつながるということへの気づきが、日々の生活で無為を実践するのを動機づけるのです。この本でこのことをしっかり読み、様々なエクササイズや技法を実践することに専念してきたのですから、あなたは静けさとバランスを見つけ、生活をシンプルにすることへと向かう道をしっかり歩んでいます。

第3部

欲望を減らす

第6章　欲望を理解する

朝起きる時間から夜寝る時間まで、私たちは、あらゆる種類のメディアを介して、広告の猛威に晒されています。広告は私たちに、幸せになるために、自分に満足するために、他人に受け入れられるために、私たちが何を望み、何を獲得するべきかを、語りかけてきます。加えて、友人・家族・知人・仲間・同僚・その他の人々はしばしば、彼らの欲望――そう、**彼らの欲望**――に応じさせるために、私たちが何を望み、何を手に入れ、何を知り、何を観るべきか、また、どこで何を食べるべきかなどを、私たちに語ります。

ごく現実的には、不幸にも、私たちの自己価値はしばしば、私たちが望むべきだと他人が語るものを獲得することで決まります。もし私たちが彼らを満足させないようなら、彼らは私たちを嫌ったり認めなかったりするかもしれないと恐れます。これは明らかに私たちの自己価値に対する脅威であり、慢性ストレスをもたらします。

もし私たちが、望むべきだと他人が言うものを獲得していなかったら、私たちはそれを手に入れるまで脅威とストレスを感じます。もし私たちが実際にそれらを獲得しても、それらを失うことを恐れたり、あるいは、それらは十分ではないと思ったりするために、なおも脅威を感じ続けます。結果として、私たちはずっと慢性的なストレス状態のままです。これは、決して満足することのない終わりなき循環となります。

私たちはみな、進化論的な道具箱の一部として基本的な欲望を持っています。それは、安全・安心・住まい・食べ物・十分な収入・仲間づきあい・セックス・子どもを持つこと・健康であること・十分な活動や運動をすること・気分がよいこと・幸せなこと・人から好かれること、といったものです。これらはすべて、私たちがどう考え、感じ、振る舞うかに影響を及ぼします。それらはまた、自然なことでもあります。

加えて、社会的な期待によって駆り立てられる欲望も持っています。それは、名声・地位・富・権力・長寿、あるいは常に元気よく見られたり若々しくしていたりすること、といったものです。これらもまた、私たちがどう考え、感じ、振る舞うかに影響を及ぼしますし、本質的には問題ではありません。

しかしながら、基本的なものでも社会的に駆り立てられたものでも、私たちの欲望のいずれかが絶えず過剰だったり不足していたりして、慢性ストレスをもたらす場合、それは問題となります。そうした欲望は満足させることができません。私たちは、もうたくさんというときがいつなのか、あるいは、そうした欲望にふけったり追いかけたりするのをどうやって止めるのかがわからないのです。最後には、慢性ストレスによる身体的心理的な害となって現れます。

慢性ストレスを取り除くことに向けた道家の道筋を旅するとき、欲望・思考・判断・感情・行動・

環境はすべて密接に絡み合い相関していることを覚えておくのは重要です。それらはすべて、あなたの芯や根、気の自由で自然な流れと関係しています。それらが過剰ぎみでも不足ぎみでもないとき、あなたの陰陽は自分の中ばかりでなく、あなたの周りの環境とも調和します。

道教と欲望

道家の歴史を通して、そして、数多くの道家のテキストにおいて、過剰なもしくは不足した欲望は、道《タオ》からの分裂や離脱の主要な原因と見られています。過剰なもしくは不足した欲望は、災難・不幸・危険・脆弱・病気・悲劇という結果をもたらします。過剰なもしくは不足した欲望は、心と身体の両方を混乱させ興奮させます。過剰なもしくは不足した欲望のせいで、私たちは利己的で自己中心的なのであり、慢性的なストレス状態にあるのです。事実、こうした問題のある欲望によって、私たちは慢性ストレスから解放されるのを妨げられています。

私たちの基本的な欲望は確かに過剰になったり不足したりすることがある一方で、道家の教えは社会的に駆り立てられた過剰な欲望に焦点を当てる傾向にあります。社会的な欲望は、食べること・飲むこと・眠ること・運動することといった、基本的な欲望を妨げがちであり、それゆえに、慢性ストレスに寄与しています。道教では、感覚や心は、過剰なもしくは不足した欲望を運ぶ主要な乗り物だと考えられています。過剰な欲望に関して言えば、私たちの感覚や心は私たちを外へと引っ張り出し、私たちの環境の中にある、社会が自己価値にとって重要だと決めた様々な対象へと向かわせます。結果として私たちは、価値があり重要だと社会が思うものを絶えず求め続けるために、自分自身の健康やウェルビーイングを無視してしまいます。私たち自身の健康やウェルビーイングと、社会によって作り出される価値や欲望との間のこうした分離は、長い間、道教の中での重要な関心事でした。

名声や過剰な富を得ることは、健康やウェルビーイングを失うほどの価値がありますか？　慢性的なストレス状態になるほどの価値がありますか？　問題は、私たちにはもうたくさんというときがわからないことです。いつ止めるべきかわからないのです。私たちの欲望はつい過剰になります。それは、私たちが、どのように見られるべきか、何を所有すべきか、何を食べるべきか、何を飲むべきか、何を着るべきか、そして、自分自身に気分よくいられるように何をすべきかについてのメッセージを、絶えず浴びせられているからです。この爆撃は、私たちがどれほど多くを手に入れようと、何を手に入れようと、止むことは決してありません。それは、私たちが持つ必要があるだとかそうある必要があるだとかいったもの――あるいは、女性は美しくあるために痩せていなければならないという文化的なメッセージのように、私たちがそうあるべきではないという方向性を、社会が新しくどんどん作り出し続けるからです。結果として、私たちは決して満足することができません。こうして、私たちの欲望は過剰になるのです。

欲望と時間

多くの人にとっての慢性ストレスの主な源は、完了する必要があると思っているすべての課題を達成するための十分な時間が単純に足りない、という認識です。しかし、そうした課題の多くは、過剰な欲望と直接的に関連しています。

欲望を持てば持つほど、それらを満足させようとするのに費やす時間は多くなります。過剰な欲望について考え、それらを満足させようとすることに費やす時間と、持っていないものについて不平を言うのに費やす時間は、著しく私たちの時間を奪います。これは二度と取り戻せない時間なのです。そして、過剰な欲望は決して満足させることができないので、私たちは決して十分な時間を持つことはできないでしょう。結果として、私たちはますますイライラするようになり、それが慢性ストレスを助長します。

道家の見方からすれば、イライラを除去したい、時間をコントロールしたい、慢性ストレスから逃れたいのなら、私たちは過剰な欲望ばかりでなく不足した欲望も取り除く必要があります。もっと一般的に言えば、生活をシンプルにするために、私たちは欲望を全体的に抑える必要があります。

欲望と睡眠

第4章では、寝る時間に心配したり気にしたりするといったような心の活動が、眠りに就く、眠り続ける、安らかに眠る、といったことにいかに影響するのかを見ました。第5章では、無為すなわち不干渉を実践することが、眠りに就く、眠り続ける、安らかに眠るのにどう助けとなりうるのかを議論しました。ここでは、欲望がいかに睡眠を邪魔するかについて手短に見ていきましょう。

道家の見方では、実現されていない欲望・期待・思惑を含む過剰な欲望は、心と身体の両方をかき乱します。もし寝る時間に、持っていないけれど欲しいもの、起こってほしいと願っていること、捨てたいと思っているもの、起こってほしくないと望んでいることについて習慣的に心配したり反すうしたりすれば、私たちの心は興奮して、眠りに就いたり、眠り続けたり、安らかに眠るのが難しくなるでしょう。十分安らかに眠れないと、なおさら心と身体にストレスを与えてしまい、慢性ストレスの足しになってしまいます。過剰な欲望が私たちを圧倒しすぎると、私たちの持っている睡眠への自然な欲望に勝ってしまいます。どうしても、私たちの睡眠への欲望は、不足がちです。こうした状況では、過剰な欲望も不足した欲望も睡眠を妨げ、慢性ストレスをもたらし、身体的にも心理的にも私たちを害することになります。

道教の教えでは、寝る時間には思案・期待・感情・欲望から自由になるべきだといわれています。

これによって心は穏やかになり、空っぽになり、静かな場所に留まるようなり、それによって、深くて、夢さえも見ない、静かで、安らかで、十分な睡眠が促されます（Guo, 1974）。

欲望と食事

ある特定の食べ物が美味しいということに、何ら疑問はありません。それらが美味しいのは、生を営むのに必要なエネルギーを得るためにそれらを食べるよう、進化が私たちに教えてきたからです。もし私たちが食べたいという欲望を持たなかったら、生命を維持するためのエネルギーを確保できないことになります。その場合は、単純に死ぬことになります。

とても美味しいと感じられやすい食べ物は主に、砂糖と油が含まれています。生きるのに必要なエネルギーを与えることに加えて、それらは感情的にも気分をよくさせる傾向にあります。そのために、私たちはそれらのことをコンフォートフード（comfort food）［訳注：食べるとホッとする料理、幸福感を与える食物］と呼んでいます。約四〇％の人が、ストレスを感じるとそうした食べ物への欲望が増します（Dallman, 2009）。気分をよくすることによって、それらは一時的にストレスのネガティブな症状を抑えます。このようにして、ストレスに対する反応としてのコンフォートフードへの欲望が強化されます。ストレスが慢性化した場合、こうしたコンフォートフードへの欲望は過剰になります。必要をはるかに超えたカロリーを取り始め、太りすぎあるいは肥満になります（Harvard Health, 2012）。

余分な体重は、ウェルビーイングを妨げるまた別のストレス源に加わります。

別の四〇％の人は、ストレスを感じると食べたいという欲望が減ります（Dallman, 2009）。そうした人が慢性ストレスを経験すると、食べたいという欲望が不足して、その結果、不健康な体重不足となります。これもまた、ウェルビーイングにとっては有害です。

食事に干渉する過剰なもしくは不足した欲望を除去するために、私たちはストレスを管理して、さらに特定の食事習慣に目を向ける必要があります。第5章で、食事に関して自分自身に干渉しないこと（無為）について学びました。道教の統合的［訳注：身体と精神両方からの］アプローチは、バランスの取れた食事を取ること、ほどほどに食べること、食べることに関して自分に干渉しないこと、食べている間は今ここにいることを求めています。

欲望と運動

太りすぎや肥満の人が多いアメリカ合衆国や他の国では、その問題は、運動に対する全般的に不足した欲望と混じり合っています。私たちの身体は動くようにできていますが、私たちの社会は全般的に、食べる・飲む・メールする［訳注：原文はtexting（テキストメッセージを送る）だが、以後メールすると訳す］・ネットサーフィンする・テレビを観る・SNSをする［訳注：原文はsocial networking］・テレビゲームで遊ぶといったような、坐りっぱなしの生活スタイルを要求し強める活動を強化します。このように気が逸らされる多くのものがあることを考えると、第5章で述べたように、人は運動しないことへの言い訳をいくつも持ち出すようになるわけです。そうした場合、運動したい欲望は明らかに不足していて、慢性ストレスへと結びつき、それはウェルビーイングを損ないます。

一方で、過剰に運動したい欲望を持っている人もいます。過度に運動することによって、そういう人は心と身体の両方に慢性的にストレスを与えているために、健康とウェルビーイングを危険に晒しています。ときどきこうしたことが起こるのは、最高を求めて過度に訓練してしまうからです。別の場合だと、自分が太っていると信じている場合に起こります。そして、極端に痩せることを求めて、運動したい欲望の過剰と食べたい欲望の不足、という形となって現れます。

どの場合でも、運動に関する過剰なもしくは不足した欲望が、いかにウェルビーイングに干渉し、いかに心と身体の両方にストレスを与えるかに気づくことが必要です。もう一度言いますが、中庸が鍵です。私たちの陰陽は調和していなければなりません。

中庸・無為・観はどれも非常に役立ちます。なぜなら、それらによって私たちは、私たちそれぞれ個人にとって自然な状態へと私たちの生活をカスタマイズすることができるからです。前章で議論したように、私たちは我執を捨て、価値判断することを止め、ただ運動を始めることが必要です。

Practice

欲望を探って、減らす

このエクササイズは、問題となる欲望――あなたの芯と根を失わせ、その結果としてあなたの陰陽の調和を崩すものを探るのに役立つでしょう。それらは、過剰な（陽に傾きすぎた）もしくは不足した（陰に傾きすぎた）欲望であり、慢性ストレスを生み出したり、維持したり、あるいは慢性ストレスから生じたりする欲望です。絶えず食べすぎるのは、結果的に体重増加となる過剰な欲望であり、それは身体の正常な機能に慢性的なストレスを与えます。問題のあるこうした欲望に気づき、検証し、和らげ、除去することによって、あなたは生活をシンプルにして、自分の芯と根を見つけ、自分の陰陽と調和し、慢性ストレスを和らげることができます。

このエクササイズをするには、日誌と、何枚かの紙かコンピュータを使う必要があります。まず二つの列を作ってください。一つの列には「過剰な欲望」と、もう一つの列には「不足した欲望」と表題をつけてください。そうしたら、あなたに関して当てはまるすべての欲望を挙げ、それぞれをふさわしい列に入れていきます。自分に正直に、そして、具体的に。ここに例を示します。

過剰な欲望	不足した欲望
ジャンク・フードを食べる	運動する
メールする	水を飲む
ゲームをする	果物を食べる
アルコールを飲む	野菜を食べる
眠る	

これは最初のステップです。つまり、問題となるあなたの欲望に気づくことです。次のステップは、それぞれの欲望を個々に検証することです。問題となるそれぞれの欲望を一つ一つ書き出して、各々について以下の質問に答えるための枠を設けてください。

一　あなたはこの過剰なもしくは不足した欲望から何が得られますか？
二　この欲望はあなたにとってどのような機能を果たしていますか？
三　それはあなたの健康にとって有益ですか？　もしそうでなければ、それはどうして？
四　それはあなたの健康にとって有害ですか？　もしそうなら、それはどのように？
五　あなたはこの欲望が生じたり生じなかったりする環境を避けたり変えたりすることはできますか？　もしそうなら、それはどのように？

各欲望に関してこれらの質問に対する答えを、必ず実際に書き留めてください。もしあなたが自分の慢性ストレスを低減しようと思うのなら、慢性ストレスと結びついている問題となる欲望を明々白々に理解することが極めて重要です。

この手の質問は一般的に、過剰な欲望についてはわかりやすい一方で、不足した欲望に関してはやりにくいか複雑に思えるかもしれません。ですので、水を飲むことを例に取り上げてみましょう。私たちの大半は、十分な水を飲んでいないのですが、このことがどのようにして身体に慢性的にストレスを与えうるのか、広い範囲の身体的心理的な症状とどのように結びついているのか、ということに無自覚です。ここに示すのは、水を飲むことの欲望が不足していることに対して、ある人が先ほどの質問にどのように答えるだろうか、の例です。

一　あなたはこの過剰なもしくは不足した欲望から何が得られますか？
　水は味がしないし、水から何か得られる感じがしないので、私は水があってもあまり飲む必要はない。

二　この欲望はあなたにとってどのような機能を果たしていますか？
　その代わりに私は、コーヒーのような味を楽しめるものを飲むことができる。それを飲むと私は活力が湧いてきて、気分がよくなる。

三　それはあなたの健康にとって有益ですか？　もしそうでなければ、それはどうして？
　正直、有益ではない。もし毎日その日に適切な量の水を飲まなかったら、私の身体の正常な機能が損なわれる。

四　それはあなたの健康にとって有害ですか？　もしそうなら、それはどのように？
　有害だ。私は広範囲の症状を経験している。痛み・活力（減退）・消化（不良）・（低）血圧・不安・便秘・下痢といった問題、記憶の問題、気が散りやすいこと、そして、混乱したり集中できなかったりすることなどだ。これは十分な水を飲まないせいだ。

五　あなたはこの欲望が生じたり生じなかったりする環境を避けたり変えたりすることはできますか？　もしそうなら、それはどのように？

もう一切言い訳はしない。自分は、どこにいようが適当な量の水を飲む必要がある。

問題のあるこうした過剰なもしくは不足した欲望に気づき、検証したら、次のステップは、それらを和らげるか除去することです。過剰な欲望は減らす必要があり、一方、不足した欲望は増やす必要があります。増やしたり減らしたりというこの過程は、私たちが自分の芯や根を確かなものにするのに役立ったり、心と身体と環境を調和させたりします。

もちろん、難しいのは、このことを紙の上のエクササイズから、そうした過剰なもしくは不足した欲望を実際に減らしたり除去したりすることへと移行させることです。でも、アプローチするときは中庸でいることだけは忘れないでください！　上で探索した問題のある欲望のうちの一つから始めましょう。それに関するあなたの答えは、それが実際にストレスを生んでいて、あなたのウェルビーイングに有害であることを示していました。この欲望を和らげたり除去したりするために、あなたが変えなければならない思考や行動は何かを、自分自身に問うてみましょう。いったんそれがわかれば、あとはただするだけです。

例として、運動することに関して不足した欲望を取り上げてみましょう。もしあなたが、運動はあなたにとってよいことで運動しないことは悪いことだと信じているとすれば、次のステップは、あなたの行動を変えることです。目標は慢性ストレスを除去することなので、行動を変えようとするあなたの動機づけは強いです。それゆえ、行動を変えて実際に運動するという最初のステップは問題ないでしょう。簡単で容易なものから始めてください。もしすでに歩いているなら、ウォーキング（きびきびと歩くこと）は、始めるのにうってつけの運動でしょう。例えば、一〇分間か半マイル〔訳注：約六〇〇メートル〕のウォーキングから始めて、徐々に（ただし過剰にならないように）時間や距離を増やしていって、三〇分で二マイル〔訳注：約三・二キロメートル〕をウォーキングするようになるとよいです。すぐにでももっとやろうと慌てる必要はありません！

ウォーキングから得られる利益は、この運動をし続けようというあなたの欲望や、それをすることへの行動的な関与を強めるでしょう。

幕間

この章の最初の部分は、慢性ストレスに関わる過剰なもしくは不足した欲望に対処したり除去したりする精神的なアプローチについて論じました。それでは、身体的なアプローチに移りましょう。思い出してください。道教の道筋は、心と身体と環境に調和した関係を築く上で、精神的なアプローチと身体的なアプローチの両方を併せ持っています。この調和的な関係は、過剰さと不足さの間の真ん中に根づくものです。

気功

八段錦と易筋経両方の五番目のポーズの学習に加えて、この節では、約八〇〇年前に丘長春（Qiu Changqun〔訳注：Qiu changchun〕）によって創られた、円を歩きながら唱えるという道家の瞑想法（Miller, 1993; Santee, 2009）を学びます。この技法によって、歩くことで身体を動かすばかりでなく、注意力と集中力をも養います。この瞑想法は、あなたが心を静め、問題のある欲望・思考・信念・判断とそれらによって生み出される興奮と慢性ストレスでいっぱいの心を空っぽにするのに役立ちます。

いつものように、新しいポーズを加えた八段錦と易筋経それぞれをし終えたら、自分の経験を振り返ってください。あなたの身体と心はあなたについて何を語りかけていましたか？　少し時間を取って、動いていた間に経験したことを日誌に書き留めましょう。

Practice

円を歩く

もうおわかりのように、道教では、すべてが循環的あるいは円環的過程の中で変化・変容します。陰陽の円環的連関的相互的関係、太陽の周りを回る地球、地球の周りを回る月、四季の循環、身体を循環する血液、そして原子核の周りを回る電子でも明らかなように、円は私たちの生活にとって根源的なものです。道家の円を歩く実践によって、私たちはマクロレベルとミクロレベルの両方で、宇宙の円環的な動きと調和します。それは、円という文脈の中の虚空に私たちを根づかせ芯に据えることで、この調和を成し遂げます。これによって、陰陽のエネルギーが自由にそして自然に混ざり合い流れるようになります。

円を歩いている間、自分自身に向かって単語や短い句を絶えず唱えたり繰り返したりすることによって、心を鍛えて注意力と集中力を養い、その一方でまた、興奮へと結びつく問題のある欲望でいっぱいの心を空っぽにします。この過程は、心と身体と環境の調和した統合的な関係を作り出すことによって、あなたが慢性ストレスを除去する手助けをしてくれるでしょう。

実践するためには、屋内でも屋外でもよいので、円を描いて歩ける場所を見つけてください。歩く場所によって、小さい円（全部で八歩）か中くらいの円（全部で一六歩）のいずれかを選んでください。何かの周りを回るようにしましょう。例えば、木だとか、できたら水筒や鉢植えのような、地面にある物です。これは、あなたが集中し続けたり、円のサイズを一定に保ったりするのに役立つでしょう。

円を歩く際に、ステップごとに繰り返し唱えるあるいは自分自身に静かに語りかけることのできる単語か句を選んでください。選んだ単語や句はあなたにとって意味があることを確かめてください。それは、ポジティブな肯定だったり、あなたの人生哲学から出てきたものだったり、あなたの宗教的なあるいはスピリチュアルな流儀に関連するものだったりするはずです。ここにいくつか例を示すと、「平和」「愛」「幸せ」「無為」「シンプルにする」「空っぽにする」「神様」「私は自由だ」「私は健康だ」「私は家族を愛している」「私は活力に満ちている」「皆が安全でありますように」といったものです。

歩き始める前に、筋肉をほぐすために簡単なストレッチングをしましょう。どんなときも観と微笑みを実践するのを忘れないでください。そうしたら、自然に呼吸して、無極で立つポーズになりましょう。立ちながら、胴体をゆるやかに左に捻って円の中心を向き、目の高さの円の中心を見てください。時計と反対回りで円を歩き始めます。左の足から始めて、自然な足取りで、視線は目の高さで円の中心に向けていてください。自然な足取りでは、踵から先に下ろし、続いて残りの足の部分を下ろし、後ろ足で押しながら最後につま先をつきます。歩いている間、単語もしくは句を続けて反復するのを忘れないでください。時計と反対回りで歩くのを三〇周繰り返しましょう。

次に、単純に向き直って、胴体をゆるやかに右に捻って円の中心を向き、時計回りで歩き始めます。右足から始めて、視線は目の高さで円の中心に向けておきます。三〇周時計回りで歩いたら、クールダウンするために数分間円を描かずに歩きましょう。その後、いくらか水を飲んでください。

反復回数を間違えないように、円を一周するたびにカウントしましょう。もし歩いているときにイライラしたり気が散ったりするのがわかったら、単純に単語もしくは句に注意を戻します。

もし数え損なったら、一〇周から再び数え始めてください。

円を歩くのがより心地よく感じたら、歩くスピードを上げたり、両方向とも反復回数を増やしたり、あるいはその両方をしてみましょう。おそらくこの実践は週に約三回行うのが最も効果的ですので、実践と実践の間には休みの日を入れてください。

最初に円を歩く実践を終えたときには、どのように感じたかを振り返りましょう。何に気がつきますか？　何らかの欲望を感じますか？　あるいは心はますます空っぽで静かですか？　円を歩いている間にどのように感じたかを思い出してみてください。何に気がつきましたか？　何らかの（他のことをしたいといった）欲望や（こんなことはばかげているといった）考えを抱いたり、歩くことに集中しようとするあなたに干渉するその他の気を逸らせるものを経験したりしましたか？　もしそうなら、それらは何でしたか？　あなた自身について何を学びましたか？　ある程度時間を取って、経験したことを日誌に書きましょう。

Practice

八段錦のポーズ5：口の中で三六回唾液をすすぎとる

山を押す法の後に、静かに坐る法のポーズに戻したら、深く息を吸ってゆっくり吐きましょう。唇は柔らかく閉じて前方を見てください。親指は手の平に置き、他の指で親指を軽く包み込み、拳は膝かももの上で休めてください。自然に呼吸しましょう。

［訳注：肘を曲げて］拳を持ち上げます。［訳注：拳は開かず、手首は返さずに］手の平が前に（あなた

とは逆の方向に）向くように（腕ごと）開きます。そして、肩胛骨と肩胛骨を合わせてください。そうすると、腕が肩の線まで後ろに開きます。上腕は肩と一直線になるようにしましょう。両肘は適当な角度で曲げ、手の平は前に向けたままにしてください［訳注：両手の親指を柔らかく握り込みながら、軽く（低く）万歳をしているような、あるいは、マシントレーニングのバタフライかラットプルダウンをしているようなポーズになる］。この動きは、背中の上部・胸・肩をストレッチします。

［訳注：腕の位置は維持したまま］歯茎の外側に沿って舌を三六回時計と反対方向に回しましょう。そうしたら、反対方向で同じ動きを繰り返してください。次に、舌を口の中のあらゆるところに動かしてください。最後に、頬を左右交互に膨らませたり、また両頬と唇のところもいっぱいに膨らませたりしてください。このとき、口の中の唾液を十分に意識します。口の中全部の唾液をぬぐいとりましょう。そうしたら、三回音を立ててそれをごくりと飲み込みます。唾液が下丹田に入っていくのをイメージしましょう。

三回目の飲み込みが終わったら、拳をゆっくり膝かももの上に下ろし、手を開いて手の平がお互い向き合うようにして、静かに坐る法の形に戻ります。微笑むように。自然に微笑むことは、芯のある、根のある、幸せな魂、すなわち**神**（Shen）の現れです。この時点で、足を伸ばし、数回呼吸した後に、立ち上がりましょう。

口の中で舌を回したり動かしたり、頬や唇を膨らませたりする道家の実践は、気（生命エネルギーあるいは息）を集め、唾液の中にある**精**（jing）すなわち生命のエッセンスと気を混ぜ合わせる方法です（Robinet, 1993）。この混合物は、変容を促す性質（気）と栄養を与える性質（精）を含んでいます。この混合物を飲み込み、それが下丹田に入っていく様子をイメージすることで、それが丹田の熱と結合し、身体全体へと広がり、ストレスによって引き起こされる問題を弱めたり除去したりします（Kohn, 2008a）。さらに、唾液の混合物が下丹田に入っていく様子をイメージすることは、自身の芯を養い、心を静めるのに役立つと信じられています。より現世利益的なレベルで言えば、唾液の混合物を飲み込むことは、消化を助けると信じられています。

Practice

易筋経のポーズ５：頭の上で物体を支える

新しい動きである、頭の上で物体を支える法（Santee, 2011より改変）につなげるために、先の動きである胸の上に物体を持つ法の終わりに、両手を体側に持ってくる無極で立つポーズには戻さないようにします。その代わり、腹の前でボールを持つ法のポーズのままでいてください。その体勢で自然に呼吸を一～二分行った後、一度深く息を吸います。

息を吐きながら、両手を臍の方に寄せて、臍から拳一つ分ぐらいのところで止め、指同士は互いに指し合ったままで手の平が上を向くようにしてください。もう一度深く息を吸います。息を吐きながら、手の平は上の方に向けたまま手を上に上げていきます。手が目の高さに達したら、指先は互いに指し合ったままにして、連続した動きの中で、手を内側に回転し、手の平を下に向かせます。次に外側へ回転し、手の平をあなたとは逆の前の方に向かせます。そして上に向けます。

動きを止めずに、腕がほとんど完全に伸びきるぐらいまで手を上の方に押し出してください。ただ、肘が突っ張るほど伸ばす必要はありません。手の平はあなたの頭の上で上を向いていて、指先は互いに差し合ったままのはずです。

このとき、頭の上で指先が後ろを向くまで、手の親指側を内側に回転してください。指を後方に伸ばし、手の平を上方に向けて押し出し、わずかに内側に捻ります。両手の上に横たわっている重い物体をイメージしてください。物体の両端は、横を向いています［訳注：棒状の物体を横に支えているイメージ］。あなたの身体全体は今、この形によって生じる動的な緊張と捻れを感じているはずです。腕と手の全体的な感じは、同時に三つの方向――上、内、後ろ――に動いていく感覚でしょう。手の平の真ん中に注意を向けてください。胸腔と腹腔が広がり、大腿屈筋（ハムストリングス）と腓腹筋（ふくらはぎ）が伸びる感じがするはずです。身体全体がストレッチされている状態です。筋肉は緊張しています。呼吸を深く自然に続けてください。この姿勢を一～二分維持しましょう。

この姿勢を終えようとするときには、一度深く息を吸います。息を吐くときに、リラックスして両手を側面外側に押し出していき、手の平が外側を向くようにし、円を描きながら下りていくようにして、最後には、腹の前でボールを持つ法の位置に戻します。腕と手の両方が、抱えている想像上のボールの中心に向かって内側に捻り込んでいくはっきりした感覚を抱くでしょう。手の平は内側やや上方を向いているはずです。心は臍下三インチ辺りのところ（下丹田）に向けます。自然に呼吸して、この姿勢を一～二分維持してください。その後、両手を体側に戻して、無極で立つポーズに再び戻ります。

この動きや、これまで述べてきた易筋経の動きすべてに関して、目は開けて前に向けておくことを忘れないでください。口は閉じて、上と下の歯は軽く触れる程度にしておきます。糸で吊られた人形のように、頭を上にひっぱり上げ、軽く首を伸ばします。

今回の動きは、手・腕・肩・足の緊張を解きます。また、首・胸・背中・腹腔を広げ、緊張を解きます。基本的に、身体全体――首・腕・足・肩・背中・胸・腹――を同時に伸ばすことができます。

結論

本章は、過剰なあるいは不足した欲望がいかに慢性ストレスにつながり、心と身体の自然な機能性がいかに損なわれるかに焦点を当てました。これは特に、睡眠・食事・運動に関して事実その通りです。あなたは、こうした問題となる欲望とそれに結びついている慢性ストレスを除去するのを助けうる、いくつかのエクササイズと実践を学びました。次章は、私たちがいかに世の中の出来事に巻き込まれるか、この巻き込まれがいかに慢性ストレスにつながるかを見ていきます。

ただ、読み進める前に、一度深く呼吸をして、微笑み、慢性ストレスを和らげることへと向かう道家の道筋を歩き続けている自分自身を褒めましょう。自分自身がより穏やかでバランスが取れるようになっていると思ったり感じたりし始めていますか？　自分の生活をシンプルにしていることがわかりますか？　実践こそ鍵だ、ということを忘れずに！

第7章 世の中の活動に巻き込まれない

この章は、慢性ストレスが、私たちの世界を形作る様々な活動との相互作用といかに関連しているか、また、それによっていかにコントロールされているかを見ていきます。働くこと・人と交流すること・気晴らしを求めること・ボランティアをすることのような、私たちの世の中の活動が、どの程度慢性ストレスをもたらし、長びかせるのでしょうか？　こうした領域の一つ一つは、それ自体としては、私たちの全般的な健康やウェルビーイングにとって重要かもしれないですが、それらのいずれかに過剰に関わると、私たちはバランスを崩すことになります。また、こうしたより基本的な活動に加えて、現代世界には、メール・ツイッター・ブログ・ネットといった技術を通して世界と相互作用する無数の選択肢があります。こうした活動に巻き込まれても、私たちはバランスを崩します。慢性的なストレス状態となって、身体的・心理的・対人的・職業的な機能性を損ないます。

世の中の活動への巻き込まれは知らぬ間に進行するので、私たちはそれが慢性ストレスの潜在的な源泉であることを認めることさえしません。人と交流すること・他人を助けること・ボランティアをすることなどが、どうして慢性ストレスの源泉になりうるのでしょうか？　かなりの程度、こうした活動はストレスになります。なぜなら、私たちはこうした活動に過剰に関与することが自分の時間をいかに食うかがわからないからです。ここでの時間とは、もし私たちがバランスのある健康な状態になろうとするならば、私たちの生活の中の別の領域に注ぐ必要のある時間のことです。私たちのしていることは他人にとってよいことで有益なことであると信じている場合、私たちは自分の時間を犠牲にし、この巻き込まれがいかに自分を害しているかということが見えないままかもしれず、また、他人をも害しているかもしれないのです。

加えて、私たちは自分が関わっている活動に従事できないとき、しばしば禁断（症状）を体験するようです。ここでも、私たちはバランスを欠いています。私たちはイライラするようになったり、怒りっぽくなったり、気が散りやすくなったり、過活動になったり、不安になったり、うつになったり、集中できなくなったりなどするかもしれません。思考が損なわれるかもしれません。頭痛や胃痛のような身体症状に見舞われるかもしれません。睡眠や食事が悪影響を受けるかもしれません。個人的なあるいは仕事上の関係が悪くなるかもしれません。

道教と巻き込まれ

道教では、世の中の様々な活動に巻き込まれることが重大な問題や慢性ストレスにつながると、はっきり認識されています。巻き込まれは、過剰な活動によって私たちが自分の根や芯を失うせいで、私たちを調和していない状態にさせます。ちょうど無為を実践することが自分や他人に干渉するという問題への道家の一つの解決策であるように、**無事**（wushi）を実践すること、すなわち世の中の活動に巻き込まれないことが、世の中の活動にコントロールされ、心奪われるといった問題への道家の一つの解決なのです。どちらの場合も、解決に向けた最初のステップは、自分が問題を抱えているという事実に単純に気づくようになることです。

マーサの話

六ヶ月ほど前、何人かの友人の勧めで、マーサはスマートフォンを購入しました。彼女は、メールを送るのにスマホがいかに簡単で面白いかを知りました。彼女はメールするのが大好きで、全国津々浦々にいる友人にメールするためにしばしば早起きしたり夜更かししたりしました。そして、友人に自分がどんな様子か、自分が何をしていたかを知らせました。彼女の生活は、メール中心に回り始めました。彼女は、食事をしているときにもメールし、メールするための時間をもっと確保するために、多くのファストフードを含む調理済みの食べ物ばかりを食べるようになり始めました。機会があればいつでも、彼女は仕事中でさえメールしました。彼女は、メールする時間を奪うものには何でも不満に思うようになり始めました。

ある朝マーサの目覚まし時計が鳴り響いたとき、彼女はそれに手を伸ばして、ボーッとしたまま、消してしまい、再び眠ってしまいました。その後少し経って、彼女のスマホがある特別な音色で鳴りました。それは、誰かが彼女にメールを送ってきたことを知らせるものでした。彼女は寝床から転がり出て、スマホを手に取り、メールを読みました。それは同僚からのものでした。「**仕事に遅れてるよ。どこにいるの？**」マーサはパニックになり、時計を見ました。彼女はすでに三〇分遅刻していました。彼女はこの二週間で三回、仕事に遅れていました。加えて、彼女の上司は、彼女の仕事の成績が悪化していることに懸念を示していました。

マーサは頭がずきずきし始めました。全身に冷たい汗をかき、胃はひっくり返り、気も滅入りました。彼女はメールを返しました。「**今向かってるところ。車で**」そのとき彼女は、手首が痛いこと、指も凝って痛いこと、首も肩も痛いことに気がつきました。こうした疼きや痛みはしょっちゅう起こるようになってきていて、ときには一時間以上も続きました。彼女は急いで服を着て、冷蔵庫から冷たいコーヒーを手に取り、アパートの階段を駆け下り、移動しながら現在の状況について友人にメールを送りました。階段の最後で足を踏み外し、壁にぶつかって、肩と膝を打ちました。スマホが壊れていないことに、彼女は安心しました。

マーサは車に乗り、スマホを助手席の上に置いて、急いで仕事場に向かい始めました。運転中にスマホが鳴りました。彼女は画面を見下ろし、それが同僚からの別のメールだと知りました。返事をしようとスマホに手を伸ばしたとき、横から車に追突されました。彼女は、赤信号なのに交差点に進入してしまったのです。

Practice

世の中の活動への巻き込まれを検証する

このエクササイズは、可能性として考えられる巻き込まれの問題を表面化して、慢性ストレスの潜在的な源泉としてのそれらを検証できるように、あなたを手助けします。世の中で行っているあなたの活動を振り返ることから始めましょう。あなたは何に夢中になっていますか？　仕事？　ボランティア？　ネット・サーフィン？　ゲーム？　メール？　あなたが従事している主な活動すべてを一覧表にしてください。

次に、あなたが一覧表にした活動一つ一つについて、以下の一一個の質問に答えてください。これらの質問は、慢性ストレスに寄与していると考えられる活動を同定するのに役立ちます。先ほど述べたように、道家のアプローチでは、最初のステップは問題に気づくようになることです。一覧表に挙げたそれぞれの活動を各質問の空欄に単純に挿入してみてください（心の中でこれをしてもよいです）。日誌に答えを記録してください。一つの活動に関して一一個すべての質問に答えたら、次の活動に関して一の質問に戻って同じことを繰り返し、一覧表にあるすべての活動をやり通してください。この作業はしばらくかかるでしょうから、やっている最中は気軽に取り組んでください。

一　「　　　　」に参加したり従事したりすることは、あなたの生活の他の側面に使う時間が十分になくなって、そうした側面が悪影響を受けるといったように、あなたの時間を過剰に消費していますか？

二　「　　」に参加したり従事したりすることの結果として、何らかの身体的な痛みがありますか？

三　「　　」に参加したり従事したりすることの結果として、あなたの生活の他の領域において、注意力・集中力・記憶力・思考力に何らかの問題を感じますか？

四　「　　」に参加したり従事したりすることの結果として、あなたの生活の他の領域において、根気・怒り・不安・抑うつに関連する問題を抱えていると思いますか？

五　「　　」に参加したり従事したりすることの結果として、十分に安らかな睡眠が取れなくなっていると思いますか？

六　「　　」に参加したり従事したりすることの結果として、あなたの生活の他の領域において、疲れたり活力を無くしたりすることが多いと思いますか？

七　「　　」に参加したり従事したりすることの結果として、食事を抜いたり健康的な食べ方をしなかったりしていると思いますか？

八　「　　」に参加したり従事したりすることの結果として、運動しなくなっていると思いますか？

九　「　　」に参加したり従事したりすることの結果として、友人・家族・同僚・その他の人との面と向かっての対人関係が悪くなっていると思いますか？

一〇「　　」に参加したり従事したりすることはあなたの仕事によくない干渉をしていると思いますか？

一一「　　」に参加したり従事したりすることができないとき、ストレスを感じますか？

これらの質問のいずれかに「はい」と答えるということは、その特定の活動に巻き込まれて悪影響を受けていることを示しています。「はい」という答えは、あなたの慢性ストレスに関するメッセージを送っているのです。

活動への巻き込まれを減らすか無くす

過剰な問題行動への解決策は、無事、つまり、世の中の活動に巻き込まれないことです。無事を実践するためには、過剰な問題行動を減らすか無くすかして、それによって生活をシンプルにする必要があります。ある活動を減らすか完全に止めるかの選択は、あなたのいる状況、その特定の活動、それの引き起こす問題によります。

その活動を減らすか止めるかすれば、あなたは時間を取り戻すことができるでしょう——その時間とは、あなたの生活の他の領域に注ぐ必要のある時間です。重要なのは、この回復した時間を用いて、全体的なウェルビーイングや健康に益するように、あなたの生活のバランスを修復することです。もちろん、そうした他の活動にも巻き込まれないよう警戒していなければなりません。さもなければ、また同じように、知らぬ間に進行する罠にひっかかることになります。

あなたの目標が、その行動を止めることであろうと、それをするのに費やしている時間量を減らすだけだろうと、その過程は本質的には同じです。大きな違いは、もしあなたが行動を減らすだけの方を選んだとしたら、あなたがする必要があるのは、その行動による悪影響が実際減るかどうかを注視することだ、ということです。例えば、あなたが、過剰にゲームをすることでしょっちゅう起きる筋の傷害を治そうとしているとしましょう。もしゲームをするという行動を減らすのであって止めるのではないというアプローチを選んだ場合は、あなたは、その障害や痛みが改善しているかどうかをよく注視する必要があります。その活動の全体的なネガティブな影響や、あなたのストレスの強さによって、その問題となる活動に従事する時間を減らすだけというのは、適切であるかもしれないしそうでないかもしれません。それはあなたが判断してください。

巻き込まれる活動をしたい欲望に気がついたり、それが湧き上がってくるという考えに気がついたりしたときにはまず、単純に息を吸って、大きなため息をついてみましょう。それから三回深く呼吸をします。息を吐くときにはいつも大きなため息をつくようにしましょう。呼吸に注意を向けているときにも考えがあなたの心に浮かび始めるようなら、観と微笑みを実践するのを思い出してください。その思考に囚われないことです。その思考について一切の判断をせず、ただ単に思考が生じたということを認め、再び自分の呼吸に戻ります。あなたが微笑みと深い呼吸に集中すれば、その活動をしたいという欲望は、あなたがそれについて考えるのを止めるのに合わせて、静まります。

あなたのいる環境や文脈は、あなたが世の中の活動に巻き込まれる上で、重要な役割を担っているかもしれません。このことを調べるために、あなたの環境をスキャンする際に観と微笑みを続けてみてください。巻き込まれる活動にあなたを引き寄せるような何かを環境の中に見つけることができるか、確かめてみましょう。その引き寄せる力をそれほど強くないものにするよう環境を変えたり、あるいはさらに、あわよくばその引き寄せる力を作り出しているものが何であろうとそれを除去したりできるでしょうか？　できるようなら、変えてみてください。

もし不可能だったり、その環境を避けることができなかったりするようなら、その環境に入るときにはいつでも観と微笑みを実践するよう心がけましょう。こうすれば、その環境との関わり方や、その環境が問題のある活動にあなたを従事させようとして発揮する引き寄せ力との関わり方を、あなたが変えるのに役立つでしょう。あなたが環境に向かって挑戦しているときや活動に従事したい欲望がむくむくと立ち上がっていることに気がついたときには、呼吸、特に息を吐くときにため息をつくことに注意を向けるのを忘れないでください。

深い呼吸、息を吐くときのため息、観、そして微笑みを実践し続けることによって、あなたは徐々に、巻き込まれてストレスを感じる活動に従事するのを促す感情や思考、あるいは欲望を減らすか除去し始めるでしょう。それにはそこそこ時間がかかることは自覚しておいてください。焦らないことです。我慢強く行きましょう。

トムの話

トムが身体を引きずるようにして家に帰ってきたは、午後九時でした。彼の妻のハンナは彼をにらみつけて、「今までどこに行ってたの？　今日がどんな夜かわかってないでしょ？」と言いました。トムは、いくぶん驚いて、「来月の環境意識展示会に向けて、今週はグループのみんなと仕事をするつもりだと言ったじゃないか。なのに、何が問題なんだい？」と言いました。

激怒したハンナは、「あなたは今週、自分の自由な時間を全部費やしてきたわ、先週と同じように、その下衆なグループと。その前の週は世界平和協会だった。その前は飢餓撲滅団体だった。一体いつ終わるのよ！　私たちは何ヶ月もこのことについて話してきたわ。あなたが家族のことを無視するのにはもううんざりなのよ。あなたはわかったと言ったわ。それで先週の金曜日、あなたは私と子どもたちに約束したわ、今晩みんなで食事に出かけて映画を観るって。私たちはあなたを待ってたのよ。なのにあなたは現れないどころか、電話さえかけてこなかったわ」と言い返しました。

トムは、「ミーティングにつかまちゃったんだよ。議論が長引いたんだ。でも、環境を保護することはとても重要――それに、僕らの子どもたちの将来を考えたらさらに重要だ。そうは思わないかい？」と言いました。

ハンナは唖然として、「だけど今は、あなたが自分たちのために時間を作って自分たちをたっぷり世話してくれるんだということを知ることも、子どもたちにとっては重要よ」と言いました。トムは視線を逸らし、頭が痛くて疲れていると言いました。彼はアスピリンを飲もうとバスルームに向かうと、ハンナは彼についていきました。彼女は、「明日の夜は、食事に行って映画を観にいくために、家族として、私たち全員で出かけるわよ」と話しました。

トムは、「僕は無理だよ。明日は本当に重要なミーティングがあるんだ。今週末、僕らの友人何人かとその家族で出かけるってのはどうだい？　君も昔はそういうの、すごく好きだったじゃない。話も合うと思うけど」と返事をしました。

ハンナは、耳に聞こえてきたことが信じられませんでした。彼女は、「『僕ら』の友人？『僕』の友人でしょ？　私たちは何ヶ月も、私の友人とその家族と出かけてないわ。だって、彼らはあなたと時間を一緒に過ごしたくないからなのよ。そこであなたがすることといえば、あなたのいろんな活動についての話で、始終その話ばかりしてるわ。受けが悪くないときには、彼らに活動への寄付を募ろうとするし。彼らはあなたの話なんて聞きたくないわよ。出かけているときぐらい楽しみたいのよ。だからあなたとは一緒に出かけたくないのよ」と返しました。

トムは、「僕には理解できない。これらはとても重要な活動なんだ。どうして彼らはこのことがわからないんだ？　彼らは自己中心的にちがいない。明らかに他の人のことを思いやっていないよ」と返答しました。

ハンナは、「明日は出かけますからね。出かける準備をするために、五時には家にいてください。明日は行けないとグループの人に言ってちょうだい」と言いました。そう言うと彼女は踵を返し、寝床に向かいました。

トムは怒りで煮えくり返っていました。頭はズキズキし、心臓はバクバクし、胃はムカムカしました。

彼はここ数日間ずっと、あまり食事をしていませんでした。彼はアスピリンをビールで飲み下しました。それからコンピュータの前に坐り、彼が携わっている様々な問題に関する様々なネット掲示板のコメントを読んだりコメントを書いたりして、五時間過ごしました。ようやく、午前二時半に、就寝しました。

次の日、トムの上司は、彼が会社のコンピュータを使って環境グループのメンバーにメールを送っているのを見ました。彼女は彼に歩み寄り、「これは最後の警告よ。勤務時間と会社のコンピュータをあなたの個人的な関心のために用いてはいけません。あなたが二〇分間の勤務時間を浪費しているところを私は見ました。次に目撃したときには、あなたはクビですからね。わかりました?」と言いました。トムは静かにうなずきましたが、心の中では彼は、爆発しそうなぐらいに怒っていました。

仕事の後、トムは疲れた身体を引きずって環境グループのミーティングに向かい、自己中心的で冷淡な上司に関する不満を吐き出しました。夜一〇時を少し過ぎたころにようやく帰宅したとき、家には誰もいませんでした。テーブルの上にあるメモにはただ、「選択を間違えている!」と書いてありました。

幕間

精神的な観点から世の中の活動に巻き込まれない無事を探究してきたので、次は身体的なアプローチへと移るときです。このアプローチでは、問題のある活動への巻き込まれに対して、意識的に直接注意を向けません。身体を伸ばし、緩め、リラックスすることに集中します。道家の見方では、このアプローチは身体に芯と根と安らぎを与えるだけではありません。それはまた、心を静め、心から興奮を取り出して空っぽにします。結果として、世の中の活動に巻き込まれる過程が徐々に取り除かれ、それに関連する慢性ストレスが除去されます。

気功

もしあなたが何らかの形で世の中の活動に巻き込まれているならば、気功の実践はあなたが巻き込まれから逃れる手助けとなるでしょう。これまで述べた気功の利点すべてとはまた別に、定期的に継続して気功を実践しているという単純な事実は、あなたの時間を分配し直します。そしてうまくいけば、巻き込まれて問題を生じさせる行動に今まで費やしてきた時間を、バランスの取れた生活に戻す目的に割り当てます。もちろん、当然ですが、気功の実践に巻き込まれてはいけません。

この節では、八段錦と易筋経の流れの中の次のポーズを学ぶことに加えて、はじめに孫式太極拳［訳注：太極拳には、陳式・楊式・呉式・武式・孫式などの流派がある］からポーズを一つ習いましょう。それは、孫式太極気功の基本的なポーズでもあります。このポーズの目的は、心と身体を静めること以外に、気を感じる経験をあなたに知ってもらうことです。

まず三つの新しいポーズをそれぞれ実践し、八段錦と易筋経の六つ目のポーズを一連の流れに加えたら、実行している間の経験を振り返ってみましょう。身体と心はあなた自身についてあなたに何と話しかけていましたか？　少し時間を取って、それらの動きを実行している間に経験したことについて日誌に書いてください。

Practice

孫式太極気功のポーズ1：気を左右に引っ張る

このポーズ（Santee, 2010より改変）を実行している間、観と微笑みはずっと実践してください。無極で立つポーズ（易筋経の最初のポーズ）から始め、手は体側に垂らし、手の平をももの外側と向かい合わせにします。自然に呼吸しながら、重心を右足に移して左足を横に開いて踏み出し、両足が肩幅ぐらい離れるようにしてください。膝がつま先の真上に一直線上に並ぶようにし、体重は左右同じぐらいに配分しましょう。息を吸いながら、腕を前に持っていき、ゆっくり肩の高さに達するまで上げていきます。指先は前を指し、両方の手の平を向かい合わせにして頭の幅ぐらい開けます。それはまるで、両手が大きなボールを抱えているかのようになるはずです。視線は手の間に向けてください。

この姿勢から、息を吐いて肘を曲げ、両手を胸の方に引き寄せ、胸から親指一本伸ばしたぐらいの距離まで持ってきます。指は真っ直ぐ上を向き、手は前腕に対して垂直にします。両手の小指をやや内側に捻り込みます。両方の手の平の距離は、だいたい頭の幅ぐらいのままにしてください。

息を吸いながら、ゆっくりと両手の間を離して、親指が肩の位置まで来るよう持ってきます。

こうすることで、肩甲骨が合わさることによって背中が収縮し、胸が広がって開きます。息を吸いながら、あなたの身体全体、足の先から頭のてっぺんまでが、まるで風船が膨らむように広がるのをイメージしてください。親指が肩の位置に一直線に並んだら少し止めます。肘は下げて肩はリラックスした状態にします。

止めた後、息を吐きながら、ゆっくりと両手を内側に押し、胸の前のところで頭の幅ぐらいまで戻してください。こうすることで、肩甲骨が元の位置に戻るので、胸が縮まって閉じ、背中が広がって開きます。息を吐きながら、あなたの身体全体、足の先から頭のてっぺんまで、まるで空気がゆっくり抜けていく風船のように縮むのをイメージしてください。

頭の幅から肩の幅まで両手を離してまた戻すという動きで一往復とします。これをさらに六回繰り返して、全部で七回反復してください。最後の往復が終わったら、手を下げて、無極で立つポーズに戻りましょう。

無極で立つポーズに戻ったら、経験したことを振り返ってみてください。両手を広げたり縮めたりしたとき、手の指や平が互いに離れたり近づいたりしてまるでゴムやタフィ［訳注：噛み応えのあるキャンディ菓子］でくっついているように感じましたか？　指や手の平に何か暖かい感じ、ぴりぴりした感じ、あるいは脈打つ感じがしましたか？

両手を一緒に動かしたとき、指や手の平の間に、まるで両側から何かを押しているかのように、抵抗感を感じましたか？　それは、風船やボールを押しているような感じでしたか？　たとえ指や手の平の間に何もなくても、まるで何かがそこにあるように感じましたか？

こうした感覚や感情のすべては、気の流れをあなたに知らせています。このポーズの焦点は胸の中心の位置にあり、胸の中心すなわち中丹田は気が蓄積される領域であるため、このポーズは気を集め、気を養い、気を循環させます。

もし最初は一切こうした感覚を抱かなくても、それはまったく問題ありません。無理して何かをしようとしなくてよいですし、何かを考えようとしなくてもよいです。ただ単に感じ、微笑みを続けて、観を適用し、継続的定期的に実践してください。いくらか時間はかかるでしょう。

このポーズは、手を横に向けて広げ（陽）、中心に向けて縮める（陰）というように、陰陽の過程をはっきり表しています。この実践によって、呼吸と手の動きが調和し、注意力と集中力を訓練しながら心と身体を統合します。心は静かで空っぽになるでしょう。このポーズによってあなたは芯と根が得られます。それは、慢性ストレスを低減し、心と身体をリラックスするための非常にシンプルで簡単な方法です。

Practice

八段錦のポーズ6：腰をマッサージする

口の中で三六回唾液をぬぐう法を終えて、静かに坐る法のポーズに戻ったところから、身体の前で手を合わせて、手の平と指が互いに触れるようにします。暖かく感じるまで前後に両手をこすってください。その両手を腰のくびれ部分の肌に当てて、腰のところを上下に三六回手でこすります。両手を膝かももの上の元の位置に戻してください。腰の部分の暖かみに注目し、臍下三インチのところにある下丹田に、心臓から火が沈んでいく様子をイメージできるかどうか確かめてみましょう。

このポーズの機能は、腰の痛みを軽減するのに役立つというものです。このポーズを継続して実践すれば、腎臓と腰が強くなるでしょう。

Practice

易筋経のポーズ6：爪を押し出し、羽を見せる

このポーズを行っている間、鼻から息を吸い、口から息を吐き、注意を手に向け続けてください。頭の上で物体を支えるポーズを終えて、無極で立つポーズに戻ったところから、ゆっくりと一度深く息を吸って、手の平を上にして拳を握り、両拳をゆっくり体側に沿って引き上げ、肘は後方を指しながら、拳が腋の下に来るまで持ってきてください。背中が縮まり、胸が開いている状態になるでしょう。

手と指は締めつつ拳を開いて、手の平は上を向いたまま、指が前を指すようにします。ゆっくり息を吐き始めてください。同時に、ゆっくり背中を開き、胸を縮め、手を前方に押し出します。押し出しながら、手を内側かつ上側に回転させ、指は上方に手の平は前方に向かうようにします。指先が肩の高さと同じぐらいになるようにします。あたかも壁を押しているかのように、前方を押し続けてください。指・手・腕・肩を含むあなたの上半身全体が、動的な緊張状態になります。

十分に伸ばしたときでも、肘はわずかにまがったままにしてください。肘が突っ張ってしまわないようにしましょう。

ゆっくり深く息を吸いながら、拳を握って、手を外側に回転し、手の平が上を向くようにします。動的な緊張状態は保ちながら、息を吐いてゆっくり拳を腋の下に引き戻してください。

腋の下の拳を開いて手の平を前に出し再び戻すこの流れで、一往復とします。動的な緊張状態を保ちながら、この流れをさらに六回繰り返し、合計で七回反復してください。最後の往復が終わったら、深く息を吸い、その後、息を吐きながら両拳を体側に下ろします。徐々に拳を開き、緊張を解き、無極で立つポーズに戻ります。

このポーズは、無酸素運動と関連する動的緊張状態をもたらします。注意力と集中力を養うことや、上半身・肩・腕・指を鍛えることの他に、このポーズは呼吸・血液の循環・気の循環を高めます。

結論

本章は、無事、つまり、世の中の活動に巻き込まれないことについての道家の実践を探りました。また、世の中の活動に過剰に巻き込まれ続けることがいかに私たちの調和を乱し、慢性ストレスをもたらすかを検討しました。この過程は知らない間に進行するので、世の中の活動への巻き込まれと慢性ストレスの間のつながりを理解するのは難しいものです。次章は、思考や行動を変えることと欲望を減らすことが、慢性ストレスを減らす一つの過程にいかに統合されうるかを見ていきます。読み進めているときも、微笑みと観の実践を忘れずに。

第8章

思考と行動を変え、欲望を減らす

この章は、思考と行動を変え、欲望を減らすことへ向けた精神的なアプローチを探ります。ここでは、これまでの章の大半とはいくぶん違った探り方をしていきます。精神的なアプローチの話は全部、物語の文脈で示します。こうした呈示の仕方――物語を通して考え・概念・技法・実践について論じること――は、教授と学習に関する古の道家のアプローチなのです。本章の物語を通して、思考を変えること、行動を変えること、そして欲望を減らすことがいかに相互に依存していて、いかに統合した形で形成されているかがわかるでしょう。本章の物語はそうした過程を、無為（自分自身や他人に干渉しないこと）、観（価値判断しない気づきと洞察）、無事（世の中の出来事に巻き込まれないこと）を実践し、過剰な陽の行動を陰の行動と釣り合わせる、という文脈の中で示します。

こうした物語を通して、道家の道筋の最初の二つの要素間の結びつきを理解することができるようになるでしょう。それは、生活をシンプルにすることと欲望を減らすことの二つです。ただ究極的には、焦点は、結果として慢性ストレスにつながる行動を変容させるか除去するかにあります。それは思考であろうと判断であろうと信念であろうとネガティビティであろうと感情であろうと欲望であろうと行為であろうと、除去されるか変容される必要のある行動に違いはありません。

レベッカの話

レベッカの同僚たちは、彼女がそうすべきだと思うようには行動していませんでした。彼女は繰り返し彼らに、中身をよく吟味するためにも二〜三日早く報告書を提出するように言っているのに、彼らは応じようとしませんでした。早く職場に来たり残業したりといったような、彼女の要求に応えるために必要なことを何でもよいからなぜ彼らはしようとしないのか、彼女は理解できませんでした。そうすればもっと効率的になるだろうし、彼女の生活ももっと楽になり、もっとストレスもなくなるだろうに。レベッカは、仕事を最適に管理する方法に関する教室に通ってきましたし、その手の本もたくさん読んできましたので、彼女は自分が正しくて同僚や上司が間違っていると確信していました。彼女はこの状況について上司に不満を訴えてきましたが、彼はまったく助けにならず、実際、同僚の方に肩入れしていました。

レベッカはかなり不満が溜まっていて、仕事を辞めることも考えましたが、最近の高い失業率を考えると、新しい仕事は簡単には見つからないだろうと心配にもなりました。彼女が自分の仕事の問題について友人たちに愚痴っても、彼らは共感しませんでした。実際、彼らは彼女に愚痴を言うのを止めるように話したり、問題があるのは彼女の方かもしれないことを示唆したりしました。彼女は、友人だと思っていた人たちが彼女を支持しないことに憤慨し、どうして彼らは思った通りに行動しないのか不思議に感じました。とうとうレベッカは、あまりにもしょっちゅう他人が彼女の期待にそぐわないので、参ってしまいました。彼女は、注意力・集中力・睡眠・食欲に問題を抱えるようになりました。ほとんどの時間、緊張と疲労を感じました。彼女は明らかにストレス状態にありました。

レベッカは自分が問題を抱えていることをわかっていたので、ストレスに対処する別のアプローチをネットで探しました。一つは気功に関する記事で、それは深く呼吸すること、ストレスを管理すること、リラックスの仕方を学ぶこと、ゆっくりとリズミカルなやりかたである特定の反復運動を行うことについて論じていました。彼女は、「**これはずいぶん簡単そうね。ストレッチングのようなものだわ。難解なものでもないし。本当にそれだけだわ**」と思いました。彼女はもういくつか気功に関する記事を読み、読み終わった後、彼女は気功をとてもよく理解したと思い、やり方を習うのに時間はかからないだろうと感じました。記事は気功に関するいくつかの本を推薦していたので、彼女は気功に関するしっかりとした基礎を身につけるために、本屋に行くことに決めました。レジに向かうとき、彼女は仰天しました。レジに並ぶ列がすごく長かったのです。誰も気にならないの？　それを見て彼女は、食料品店に行って、いつも長い列に並ぶときのことを思い出しました。その非効率さのせいで彼女はカーッとなり、本当に腹が立つのでした。

本を読み終えたとき、彼女は気功について多くのことを知ったと感じました。彼女の職場の二軒隣で気功の教室についての案内を見たことがあるのを思い出し、次の日の仕事の後、その教室をのぞいてみることに決めました。彼女は、彼らが本当に気功のことを知っているのか半信半疑でした。

レベッカが事務所に歩いて入っていくと、背中を向けて坐っている女性が見えました。レベッカは、「どなたかここに担当の方はおられますか？」と言いました。その女性がゆっくり振り返りました。満面に微笑みを浮かべて、女性は柔らかくレベッカの方に動き、彼女の向かいに坐りました。本当にせっかちなレベッカは、その女性に対してかなり無愛想に応じました。「私はあんまり時間がないんです。気功についてはすでにたくさん読んだので、とにかく、こちらがどんな種類の気功を教えているか、どうやって教えているか、いつ教室があるのか、お金はどのくらいかかるのかを知りたいんですが」。

その女性は彼女を見て、「どうしてそんなにたくさんの人たちを連れてきたんですか?」と優しく言いました。

ちょっとびっくりして、レベッカは振り返りました。何も見えないので、女性の方に向き直り、「私は誰も連れてきてません。後ろには誰もいません。どういう意味ですか?」と不安げに言いました。

その女性は、微笑みながら、「それからあまりにもたくさんの意見と、信念と、判断も。いやいや何とも。たいへんなストレスね!」と暖かく返事をしました。レベッカはとても怖く感じて、口はすっかり渇いてしまいました。するとその女性は、「私はあなたに二〜三の質問をしなければなりません。それからあなたの質問に答えます。それでよろしいですか?」と言いました。レベッカはうなずきました。

その女性は小さなティーカップを取り出し、縁いっぱいまで水を注ぎ、レベッカに渡しました。それから、「もし私があなたに、そのカップでお茶を飲みませんかと申し出たいと思ったら、あなたはどうする必要があるでしょうか?」と言いました。レベッカは、ティーカップを空っぽにする必要があろうだろうと述べました。その女性は、「なぜ?」と尋ねました。

いくぶん横柄に、レベッカは、「だって、カップが水でいっぱいだからよ。お茶を注ぐ余地がまったくないわ。明らかにそれを空っぽにする必要があるわ」と答えました。

その女性は、「では、気功のエクササイズを試してみましょう。それでよいですか？」と静かに言いました。

レベッカは、「そろそろ時間なんだけど」と小声でぶつぶつ言いながらも、「いいわよ！」とぶっきらぼうに返しました。

その女性は、「目を閉じて、ただ二分間坐って、何も考えないようにしてもらいます。よろしいですか？」と優しく言いました。

レベッカは、「問題ないわ」と言って、目を閉じました。数秒のうちに、思考が彼女の心の中を空回りしていました。「**こんなのばかげてるわ。時間の無駄よ。私が読んだ本や論文にはこんなのなかったわ。わたしの背後にいる人たちだとか空っぽのティーカップの話——私にはわかんないわ**」などなど。彼女は反すうすればするほど、ますますストレス状態になるのでした。

その女性は、「時間です」と静かに言いました。レベッカが目を開けたとき、その女性は彼女に、どうだったか、どう感じたかを尋ねました。レベッカは、「あんまり大したことなかったと思うわ。心の中が考えでいっぱいだったわよ」と答えました。

とても柔らかな感じで、その女性は、「今度は、背筋を伸ばして坐って、目を閉じて、ゆっくり呼吸をしていただきたいと思います。息を吐くごとに、心の中で静かに数を数えてください。一から始めて一五まで数えます。もしある考えに気が逸らされたら、そのことについて価値判断は一切しないように。ただ単に再び呼吸に戻ってください。もし数を忘れたら、単にもう一度一から数え直せばよいです。重要なのは、何事にも囚われないことです。ただ呼吸と数えることに集中し続けます。これに関して、よろしいですか?」と言いました。

レベッカがうなずいたので、その女性は彼女に、始めるように言いました。二分後、その女性は彼女に、止めるように言いました。レベッカは目を開けて、微笑み、「違う感じがしたわ——よりリラックスした感じ。気が逸れても、呼吸と数えることに戻って、自分の考えにはまらなかったわ」と言いました。

その女性は、大きな笑みを浮かべて、レベッカの目をまっすぐ見ながら、「あなたがこのオフィスに来たとき、気功ばかりでなく、私が思うに、ほぼあらゆることについての意見と信念と判断で、縁までいっぱいでした。心が縁までいっぱいのときには、それは閉じられていて制限されていて、気功を学ぶ助けになりません。学べるようにするためには、空っぽにする必要があります。あなたの心があまりにも興奮しているので、あなたはとても攻撃的になっていて、あなたは本質的に陽が過剰な状態になっていて、そのために調和していないのです。私はあなたにこれを経験してもらう必要があると思い、それで呼吸のエクササイズをしていただき、あなたの興奮した思考から抜け出して、あなたの身体を直接経験してもらいました。呼吸のエクササイズは本質的に陰であり、これによってあなたは、感情と感情のつながりを経験することができ、思考に囚われなくなります。結果として、あなたの陰陽は調和し始め、よりリラックスしたと感じたわけです。これはただの出発点です。よりよいバランスと調和を達成するためには、時間がかかるでしょう」と言いました。

レベッカは、穏やかな微笑みのまま、「お礼の言葉以外に何と言ってよいかわかりません——教室に入会するためにはどうしたらいいですか？」と言いました。

デイビッドの話

デイビッドはボウリングが好きでした。実際、とても上手でした。ただ不幸にも、友人とボウリングに行くといつも、まったく駄目でした。彼は自意識過剰になり、自分自身をストレスに晒してしまうのでした。彼は緊張し、大量に汗をかき、胃がムカムカし、唇がすっかり乾いてしまって他人にほとんど話しかけられませんでした。彼の中では、過度に自信を喪失していて、自分は本当に下手くそで、少ないピンを巧みに倒せたのは幸運なだけであって、友人たちよりも劣っていると、自分に言い聞かせていました。本当のところ、デイビッドは、他人がそばにいるときはいつもほとんど、このように感じていました。

ある日、一人でボウリングをしているとき、友人のダオリンもたまたまそのボウリング場にいました。デイビッドは彼がいるとは知りませんでしたが、ダオリンは少し離れたところで立って、デイビッドのボウリングを観ていました。彼はデイビッドがすごく上手でとてもリラックスしていることに気がつきました――友人たちとボウリングしているときとはまるで別人でした。ダオリンは、デイビッドが次から次へとストライクを決めるのを観ました。

デイビッドがゲームを終えたとき、ダオリンは彼のところまで歩み寄って、素晴らしいボウラーだと彼に言いました。デイビッドは驚いて、嬉しくもまたいくぶん恥ずかしくも感じました。デイビッドは、誰かが最近いつ彼にそんなありがたい賛辞をくれたか思い出せませんでした。

ダオリンはデイビッドに、一人でボウリングをしているときはどうしてそんなに上手くて、他人とボウリングをするときはどうしてそんなに違うのか尋ねました。デイビッドは恥ずかしく感じましたが、他人のそばにいると、いかにいつも自分の行動が心配かをダオリンに話す決心をしました。ダオリンはデイビッドに、ボウリングを一人でしているときに考えていることは何か尋ねました。デイビッドは、何も考えていないと答えました。彼の心は空白でした。彼はただ、自分の構え、アプローチ、そしてボールを手から離すことに集中していました。彼はそれについて考えるのではなく、ただそれをしただけでした。次にダオリンはデイビッドに、ボウリングをしていて友人が周りにいるときに考えていることは何かを尋ねました。デイビッドは、「彼らは僕のことを見ている、僕のことを値踏みしている、僕はあんまりボウリングが上手くない、とか」と言いました。ダオリンはデイビッドに、二つの状況において、心の中で起きていることとボウリングを上手くすることとの間につながりがあると思うかどうか、尋ねました。しばらく考えた後、デイビッドは、他人とボウリングをしているとき、自分で自分を邪魔している──彼の心が干渉している──ことを理解しました。

ダオリンは微笑み、それからデイビッドに、自分もかつて自意識過剰でその結果ストレス状態になるといった、同じような経験をしたことがあると話しました。彼は、「父が僕を助けようと思って、僕を太極拳の教室に連れていったんだ。最初は、それが助けになるようには思えなかった。僕に関する限り、太極拳の教室でも、みなが僕をまだ観ていた。先生が僕のところへやってきて、自分に干渉しないということを意味する無為の実践について僕に話すまで、本当に何も変わらなかった。先生は、僕がいろいろな形《かた》（型）

〔訳注：中国武術では、正式には「套路《とうろ》」という〕を通して動いている間、手と呼吸に集中するよう指示することで、僕が無為を用い始めるのを助けてくれたんだ。彼は、もし僕の心がさまよったり、自信喪失や自己批判に陥ったりしたら、それについて価値判断する代わりに、ただ単に再び手と呼吸に集中し直すべきだと言ったんだ。しばらく時間がかかったけど、継続して定期的に実践したら、太極拳を実践している間、自分に干渉するのを止めることができたんだ。それから徐々に、僕は生活の他の部分にもそれと同じやり方を応用して、呼吸に集中することと価値判断しないことにした。それからというもの、僕は自意識過剰や自信喪失とはほとんど無縁になることができたんだ。この意味、わかるかい？」と言いました。

デイビッドは微笑み、うなずきました。ダオリンは微笑み返しました。それから彼はデイビッドの手を取って、「じゃあ、一緒にボウリングするってのはどうだい？　僕が見ながら、君が君自身を助けるのを助けてあげるよ」と言いました。デイビッドは賛成しました。これで、彼の、無為の実践へと向かう旅が始まりました。

ティアンデの話

ティアンデは、しばらく前から疲れた感じがしていました。彼はほとんど食欲がないままで、眠りもよくありませんでした。彼は、何が起きているのかわかりませんでした。数ヶ月前の定期検診のとき、彼の主治医は、ティアンデの症状に明らかな医学的原因はないが、いくぶんストレス状態にあるように見えるのは確かだ、と言いました。彼はティアンデに、彼の生活の中のストレス源を探してみるよう示唆しました。

彼は、病院が提供しているストレスマネジメントプログラムについて話し、それをのぞいてみるように勧めました。ティアンデは主治医に助言のお礼を述べましたが、ストレスマネジメントプログラムに参加する意思はありませんでした。彼はよい仕事についていてお金もたくさんありました。彼はそこら中を跳ね回ったり、叫んだりすることはありませんでした。どうしたらストレス状態になどなるのでしょうか。

ティアンデは自宅の書斎で活力が湧かないことをぼんやり考えているとき、自分の生い立ちについて考え始めました。彼の母親はとても陽の人であり、儒家であり、自分で請け負って、何でもきっちりしているようにいつも見えました。彼女はあらゆる状況において正しい振る舞い方があると信じていました。彼女は、家族と社会的な調和に、彼女の子どもたちがよい教育を受けられることに、仕事を一生懸命することに、非常に集中していました。一方、父親はとても陰な人であり、本質的に道家であり、中庸を唱え、健康を維持し、自分を大事にし、社会に巻き込まれることなく、自然と調和して、自分に干渉しませんでした。ティアンデは、子ども時代を通して、儒家の陽と道家の陰の間のよいバランスを、彼の両親が自分に与えてくれたと思っていました。今となっては、彼は調和していないという事実がはっきりし始めました。彼はある意味、過剰に儒家的、つまり、陽でした。彼は道教からバランスを取り戻す必要がありました。より陰になる必要がありました。

ティアンデは、自分の生活を見てみることに決めました。紙を一枚取り出し、今の生活について記述し始めました。彼は自分で書いたものを見たとき、驚愕しました。事実上、彼がしていることはすべて、過剰に長い時間している仕事でした。彼はまったくそれ以外の何もしていませんでした。親しい友人も、自身の家族もいませんでした。彼は、過剰に仕事の世界に巻き込まれていました。彼は、自分が徐々に仕事する時間を増やしていき、ついにはいつも最初に出社して最後に退社するまでになったことを思い返し、理解しました。

このことを振り返ることで、活力がないこと、よく眠れないこと、食欲がないことがすべて仕事のしすぎと結びついていることに思い至りました。彼は明らかに調和していませんでした。ストレスはそこら中を跳ね回ったり叫んだりするわけではないことを、彼はようやく理解しました。それはとても微妙なものでした。彼の場合、長時間仕事をするという過剰な行動に巻き込まれるというところから生じ、彼の身体と心を破壊していました。

悲しいことに、ティアンデは、残業で得た余剰のお金は自分には必要ないこと、誰も彼にそんなに仕事をするよう強要していないし頼んでさえもいないことに気がつきました。自分が望めば、彼は通常のスケジュールで仕事することができるのでした。ティアンデは、なぜそんなに仕事をするのかを探る必要があると理解しました。ただ今はもう、彼は安らかな気持ちで、活力と健康を取り戻す方へと向かう経路が見えていました。それは、仕事への過剰な関与を取り除くことでした。直ちに彼は、人生にバランスを取り戻すために行う仕事以外の活動を見つけようと、気持ちが傾いたのでした。

ジャネットの話

ジャネットが彼女のアパートまで、新しく買った服をいっぱいに詰めた二つの買い物袋を持って走っているとき、近所のウーさんに会いました。彼女は彼のことがとても好きでした。いつものように、彼は微笑んでいてとても穏やかに見えました。ジャネットもそのような気持ちでいられることを願っていました。彼女は、本当に必要でないのに新しいものをお店に行って買ってしまう衝動に駆られないようにしたい、と願ってもいました。その理由は特に、彼女は結局、衝動買いをしてしまったことにとても罪悪感を覚えたので、買ったものが思ったほど自分に喜びをもたらさなかったからです。

ウーさんはジャネットを優しげに見つめ、少しばかりイライラしているように見えるけど、と言いました。ウーさんと彼の奥さんのことはしばらく前から知っていたので、ジャネットは彼に、自分の問題について話すことに決めました。彼女が問題を説明している間、ウーさんは耳を傾け何度かうなずきましたが、何も言いませんでした。彼女が話し終わると、彼は、「部屋に荷物を置いたら、私のアパートに来て私と妻と一緒にお茶でもいかがかな?」と言いました。

ジャネットは喜んで彼の誘いを受けました。彼女はウーさんのアパートには以前に数回訪れたことがあり、そこはとても穏やかなところだといつも思っていました。とてもシンプルに飾られていて、いくつかの掛け軸、二〜三の陶磁器の置物、それから水が出ている泉がありました。すべてが調和しているようでした。ウーさんの奥さんは、ウーさんよりいっそう明るい微笑みをたたえて、ドアのところにいる彼女を迎え、それから優しく彼女の肘に触れて、ウーさんがお茶を用意している丸テーブルまで彼女を導いていきました。

ジャネットが坐ると、ウーさんの動きはゆっくりとして穏やかだけれども、集中していることに気がつきました。小さなティーポットにお茶を用意した後、彼はそれを三つのとても小さなカップに注ぎました。ジャネットにカップを渡すと、彼は彼女に、まず深く息を吸ってゆっくり息を吐き、それからカップを見て、目を閉じてお茶の匂いを嗅いでみるよう勧めました――すべてお茶をひとすすりする前に、です。ジャネットがこのアプローチを試してみると、ストレスが溶けて消えるように感じました。ウーさんがジャネットにどんなふうに感じているか尋ねると、彼女は、自分は長い間こんなにリラックスを感じたことがなかったと言いました。彼女は、まるで時間の流れが遅くなったかのように思えると言いました。

それからウーさんはジャネットに、先ほど彼に相談した問題について、ウーさんの奥さんに話せるほど十分に心地よい気分かどうか尋ねました。ジャネットは大丈夫だと答え、できたらウーさんの奥さんに助けてもらいたいと言いました。

ジャネットが問題のある自分の買い物について話した後、ウーさんの奥さんはうなずきました。それから彼女はジャネットに、いくつか意見を述べてもよいかどうか尋ねました。ジャネットは、「是非お願いします」と言いました。するとウーさんの奥さんは、過剰な買い物についてのジャネットの関心とは別に、全般的に、ジャネットがいくらか過活動でかなりストレス状態にあるように見える、と言いました。ジャネットはうなずきました。

ウーさんの奥さんは、「必要のない服を買いたい過剰な欲望があるという問題を抱えていることに自分で気づいて、それを変えたいと思うという事実こそ、一番重要なステップよ。同じように重要なのは、長い間のストレスといくぶん過活動なところに悩まされていることを認めたことね。次回、洋服屋さんに行って、必要のないモノを買いたいという欲望について考え始めたり、その欲望に関連して不安を感じ始めたりしたら、これを試しなさい。ゆっくり大きなため息をつくの。どんなふうに感じるか観察するのよ。そうしたらそれをもう二回やってみて。深く息を吸って、吐くときにため息をつくのよ。どう感じているか観察するために少し時間を取って、それからただ歩いて店を出るの」と言いました。

ウーさんの奥さんはそれから、「もう一つあるわ。ゆっくり息を吐いて大きなため息をつくとき、微笑んでいることが大切よ。息をゆっくり吐くときに微笑みとため息に意識を集中すれば、リラックスするはずよ。服を買うという思考が減って、結果的に、服を買いたいという欲望が和らぐでしょう。そのうち、これを続けていれば、欲望と結びついたストレスを取り除くこともできるようになるわ」と言いました。

幕間

本章の前半部分の物語群を読むことで、意図的で認知的な観点、あるいは陽の見方から、思考・信念・欲望・行動・不干渉（無為）・世の中の出来事に巻き込まれないこと（無事）の関係に注目し、これら互いに関連した要因がいかにして慢性ストレスに関わっているかを考えました。さてそろそろ、瞑想あるいは気功の観点、陰の見方に注意を向ける頃合いです。ここでも目標は、道家の教えに基づいたバランスと調和を重んじる見方から、慢性ストレスを除去することです。

身体的な観点からの場合、思考・信念・欲望・行動・不干渉・世の中の出来事に巻き込まれないことの関係に、意識的に注意を向けることはありません。むしろ、心を静め、空っぽにして興奮を冷ますために、身体を落ち着かせリラックスさせることに集中します。身体的な実践はまた、滞りなく気を自由に循環させることで、調和とバランスをもたらします。

気功

この節では、八段錦と易筋経のそれぞれの流れの七つ目のポーズを学ぶことに加えて、孫式太極気功から選んだ二つ目のポーズを学びます。このポーズは、孫式太極気功の最初のポーズである気を左右に引っ張る法で導かれた、気の活性化と循環の探求を続けるものです。最初のポーズと二つ目のポーズのわずかな違いは、異なる枠組みで気を活性化したり循環させたりする方法を学ぶのに役立ちます。異なる枠組みあるいはポーズで行うことで、あなたの気の感覚を深めることになるでしょう。最初に三つの新しいポーズをそれぞれ実践し、八段錦と易筋経の七つ目のポーズを全体の流れにつなげたら、それぞれを行っている間の経験を振り返りましょう。あなたの身体と心はあなた自身についてあなたに何を語っていましたか？　少し時間を取って、それらの動きをしている間に経験したことについて、日誌に書いてください。

Practice

孫式太極気功のポーズ2：気を上下に動かす

このポーズの実践をしている間中――さらにあらゆる気功をしている間中、観と微笑みを実践することを忘れないでください。最初のポーズである気を左右に引っ張る法から戻って、無極で立つポーズになったら、最初のポーズでしたのと同じように始めます。自然に呼吸をして、体重を右足に乗せ、左足を横に踏み出し、両足が肩幅ぐらいに離れて、両足に体重が同じぐらい配分されるようにします。息を吸いながら、腕を前に動かし、肩の高さぐらいまでゆっくり持ち上げます。指先は前方を差し、手の平は頭の幅ぐらい離して互いに向き合わせます。手の間を見つめてください。

この姿勢から、息を吐いて肘を曲げながら、胸からほぼ親指を伸ばしたぐらいの距離まで両手を胸の方に持ってきて、指先はまっすぐ上に向け、手は前腕と垂直にします。両手の小指を少し内側に捻ります。手の平の間の距離は、だいたい頭の幅のままにしておいてください。手の間にボールを持っているところをイメージしましょう。

この想像上のボールをゆっくりこねて、左手が上に右手が下にくるようにして、手の平が互いに向き合うようにして、間の距離はそのままを維持します。左手は胸骨の真ん中と同じぐらいの高さで、右手はみぞおちと同じぐらいの高さになるはずです。必ず両肩はリラックスして、両肘はゆるく下げて肘先が横の方を指さないようにしてください。

ゆっくり深く息を吸いながら、ゆっくり優しく両手を離していき、左手はあごの下まで引き上げ、右手は臍の高さよりちょっと下まで引き下げます。手の平は、両手が離れても、向かい合わせのままにしておきます。息を吸いながら、あなたの身体全体、つまり、足の踵から頭のてっぺんまでが、まるで風船が膨らむように広がる感じをイメージしましょう。広がったところで短く止めます。

ゆっくり優しく息を吐きながら、同時にゆっくり優しく、左手を下げて右手を上げて、ボールを抱えている元の姿勢に戻ります。左手が上で右手が下で、手の平は互いに向き合ったままにしておきます。あなたの身体全体、つまり、足の踵から頭のてっぺんまでが、まるで空気がゆっくり抜けていく風船のように縮む感じをイメージしましょう。

全部で七回反復するまで、息を吸いながらゆっくり優しく両手を引き離し、その後、息を吐きながらゆっくり優しく両手を戻し返すのを、もうあと六回繰り返してください。最後の繰り返しを終えたら、単純にボールを回転させて、手の平の間の距離は同じままに保ちつつ、左手が下に右手が上になるようにします。そうしたら、この新しい姿勢でもって同じ動作を、合計七回になるまで反復してください。

七回の反復を終えたら、肘を内側に引いて手を回転して、両手の指先が上を向き、手の平は互いに向き合った状態のまま、間は頭の幅ぐらい空けた距離を保ってください。それから、両手を下ろして、無極で立つポーズに戻ります。

前章と同じように、あなたの経験を振り返りましょう。両手がゆっくり離れたり近づいたりしたとき、指と手の平の間にどんな感覚を抱きましたか？　指と手の平は互いにつながっているように感じましたか？　指に何か暖かい感じ、ぴりぴりした感じ、あるいは脈打つ感じがしましたか？

両手を一緒に動かしたとき、まるで上からあるいは下から何かに抗して押しているかのように、指や手の平の間に抵抗を感じましたか？　それはまるで、風船かボールを押しているような感じでしたか？　たとえ指と手の平の間には何も見えなくても、まるで何かがそこにあるかのように感じましたか？

前章でも述べたように、こうした感覚や感情のすべては、気の流れをあなたに知ってもらうためのものです。もしこうした感覚を最初はまったく感じなくても、それはまったく問題ありません。無理に何かをしようとしたり、無理に何かを考えようとしたりしてはいけません。ただ感じ、微笑みを絶やさず、観を適用し、継続して定期的に実践してください。それなりに時間はかかるものです。

Practice

八段錦のポーズ7：ボートを漕ぐ

腰をマッサージする法のポーズの後に静かに坐る法のポーズに戻ったら、そのポーズから、両足をほどいてください。両足を前に出してまっすぐに伸ばし、肩幅ぐらい離して開き、つま先は上に向けます。

手の親指を手の平に入れて、指で包み込んで閉じてください。そうしたら、肩の高さまでゆっくり手を前に出して、右腕は右足の上に、左腕は左足の上に来るようにします。両腕は互いに平行になり、両足とも平行になるはずです。

今まさに、あなたは手漕ぎボートに乗って、それぞれの手はオール（櫓）を握っているとイメージしてください。足は前に伸ばしたままで、深く息を吸って、ゆっくり優しく両方の肩を前から上へ回します。それからゆっくり息を吐いて、両肩を後ろから下へ回します。これをあと六回繰り返してください［訳注：このとき、オールを漕いでいるように、肘も柔らかく曲げ伸ばしてよい］。

七回目の動作が終わったら、逆の方向に肩を回します。深く息を吸いながら、ゆっくり優しく両肩を後ろから上へ回します。そして息をゆっくり吐きながら、肩を前から下へ回します。もうあと六回繰り返してください。七回反復したら、腕は膝の上に戻して休ませます。

このポーズは、肩を緩めて開き、体側を伸ばします。反復している最中ずっと、観と微笑みの実践を必ず行いましょう。

Practice

易筋経のポーズ7：九人の霊が剣を抜く

爪を押し出し羽を見せる法のポーズの後に無極で立つポーズに戻ったら、そこから、ゆっくり深く呼吸をして、左側に左足を踏み出し、両足が肩幅ぐらい離れて並行になるようにします。息を吸いながら、左手を腰のくびれ部分に置き、手の平を後ろに向けてください［訳注：手の甲を腰の後ろに当てる」。また、右手を頭の後ろに置き、親指を首の後ろに添えて、人差し指と中指の先が左の耳に軽く触れるようにしてください。両方の手は身体から離さないようにしながら、頭を左に向けて左の肩越しを見つつ、右の肘を引き上げて後ろの方に持っていきます。そして、わずかに左側に身体を曲げます。脇の下から腰まで、右の体側が伸びている感じがするはずです。自然に呼吸をして、この姿勢を三〇秒から六〇秒維持してください（感じ方によって、時間は短くしても長くしてもよいです）。

手を優しく体側に下ろして、無極で立つポーズに戻ってください。そうしたら反対側でも繰り返します。息を吸いながら、右手を腰のくびれ部分に置き、手の平は後ろに向けます。左手を頭の後ろに持ってきて、人差し指と中指で右の耳に触れます。右肩越しに見つつ、左の肘を上げて後ろに持っていき、少し右側に身体を曲げて、左の体側が伸びているのを感じましょう。息を吐きます。自然に呼吸し、この姿勢を三〇秒から六〇秒続けます。

両側でやり終えたら、無極で立つポーズに戻ってください。このポーズの機能は、胴の両側と背骨を伸ばして緩めることです。このポーズの間中、必ず観と微笑みの実践をしましょう。

このポーズが象徴していることについて少し述べます。古の中国の兵士はしばしば、背中に結びつけた鞘に剣を納めて持ち運んでいました。それを引き抜くとき、彼らは、剣の柄を掴むために一方の手を頭の後ろに持っていき、鞘をその場に安定させるためにもう一方の手を腰の後ろに持っていく必要がありました。数字の九を表す漢字と音韻（jiŭ）は、この動きの伸びる方向とエネルギーが流れる方向を象徴的に表しています。中国の文化では、幽霊は天と地の間に住んでいると信じられています。このポーズで幽霊が引用されるのは、上の手（天）と下の手（地）の間、という意味合いからです。

結論

本章で示したような違った形での情報提示が、ペースの心地よい変化であり、また、道家の教えを理解することや、あなた自身の健康やウェルビーイングのためにそれらの教えをあなた自身の生活に応用することに役立っていれば幸いです。次章では、慢性ストレスを除去することに向けた道家の道筋の三つ目の要素、心を静めて空っぽにすることをについて、探求します。

第4部

心を静めて空っぽにする

第9章　身体に基づいた道家瞑想の核

この章は、慢性ストレスを管理あるいは除去することへ向けた、非特定的で非意図的な、身体に基づく道家のアプローチについて探ります。つまり、道家瞑想の核についてです。ここまでの六つの章（第3～8章）では、道家が長い年月にわたって慢性ストレスを引き起こし長びかせるものとして特定してきた領域を、意識的に注目してきました。精神的な観点から、絶対的な思考や信念、過剰なあるいは不足した欲望や行動といった特定の要因がいかに慢性ストレスに寄与するかを検証し、分析しました。

道教では、この意図的・認知的・合理的・分析的な、精神に基づいたアプローチは、本質的には陽であり、必要な最初のステップです。あなたはまず、慢性ストレスに関わる問題を抱えていることに気づく必要があります。慢性ストレスという問題を注意の前面に持ってきたところで、次のステップへと移りました。それは、慢性ストレスをもたらしている特定の問題を検証し、何がその問題を引き起こしているかを探りました。それから、その問題と向き合ってそれを管理するための特定の解決策を考え出すことで、それを慢性ストレスとそれに関連する行動を除去する助けとしました。

このアプローチと並行に進めたのが、各章で学んだ気功の実践です。気功は本質的に陰であり、あなたが心を静めて空っぽにし、慢性ストレスを除去する別の道を切り開くのに役立ちます。私はこの実践をある特定の順序に従って定期的に行うよう求めましたが、この実践に関する説明はほとんどしませんでした。これは、あなた自身であなたの身体でこの実践の利点をまず発見し経験することが、あなたにとって重要だからです。道家の道筋の身体に基づいたアプローチを真に理解する唯一の道は、それを実践することです。こうした身体に基づいた技法に通底するのが、道家瞑想の核です——それが本章の話題です。

瞑想の核の基本的な実践

道家瞑想の核の基本的な側面は、『内業』のような古の道家のテキストにもともと載っていたり、『(黄帝)内経』の中で示唆されていたり、『道徳経』の中でほのめかされていたり、『道徳経』の注釈書である『河上公《かじょうこう》』(Heshanggong)〔訳注：『老子河上公注』のこと〕の中でもさらに詳しく述べられていたりしていますが、特定の、いくぶん他とは違った瞑想が最初に示されているのは、本当のところは『荘子』です。『荘子』は、二二〇〇年以上前に書かれたもので、その中に、瞑想の核における四つの基本的な実践とは、踵から呼吸すること、鏡のような心、心と精神の断食、忘れて坐ること、とあります。『荘子』にある忘れて坐ることの実践は、八世紀のテキストである『坐忘論』の中でさらに詳しく述べられています。

心に留めておくべきキーポイントは、瞑想の核という身体に基づいたアプローチを繰り返し定期的に実践するとき、脅威に基づく思考・絶対的な思考・ネガティブな考え・過剰なもしくは不足した欲望や行動は、特にそれらに注意が向かなくなるせいで、自然に消えてなくなる、ということです。結果として、こうした要因によって生じたり維持されたりする慢性ストレスは、除去されるでしょう。

道家にとっては、認知的で意図的で、慢性ストレスを引き起こし維持している要因に意識的に注目した精神に基づくアプローチ（陽）と、経験的で非意図的で、慢性ストレスを引き起こし維持している要因には意識的に注目しない身体に基づくアプローチ（陰）の、両方ともが必要です。陽と陰は、もしあなたが良好な健康とウェルビーイングを経験したり、究極的には、自らをスピリチュアルに磨いたりしようとすれば、調和するに違いありません。慢性ストレスを和らげるためのあなたの実践にバランスをもたらすために、本章では、道家瞑想の核を構成する四つの実践を学びます。

踵から呼吸する

これまでの章でも深呼吸について論じてきましたが、『荘子』の中で踵から呼吸することが示されている文脈は、いくぶん異なり、本質的によりホリスティックです（Guo, 1974）。それは、単なる独立した実践あるいは技法ではありません。むしろ、道教のあらゆる側面と同じように、健康・ウェルビーイング・スピリチュアリティへと向かう統合的相関的アプローチであると見なされています。踵から呼吸することは、安らかな眠り、干渉しない食事、慢性ストレスを生まないような形での他者や世界との相互作用と、絡み合っていると考えられます。

踵から呼吸することの実践を一貫して続けて行えば、心を静めて空っぽにし、身体と心の両方から興奮を冷ます、深く浸透したリラクセーションをもたらすでしょう。結果として、眠るために横になったとき、あなたの心は、あなたの眠りに干渉するだろう期待・心配・欲望・ネガティブな思考・脅威に基づく思考から自由になるでしょう。こうした慢性ストレスから自由になれば、深くて、途切れのない、安らかな眠りを経験するでしょう。あなたの身体と心が興奮から自由である限り、食事をしたときに自分に干渉することはありません。あなたは、今ここで純粋に食事をすることになるでしょう。他人や世界と相互作用するときは、自ら生み出した制限や興奮を伴うことなく、他人や状況に近づき、そして関わることでしょう。あなたは、今この瞬間に完全に存在し、慢性ストレスから自由になるでしょう。

踵から呼吸することは、浅くて固くて苦しい呼吸である、喉から呼吸することと対比されます。喉から呼吸する人は、錨や芯や根がありません。不幸にも、これは大半の人がしがちな呼吸の仕方であり、概して慢性ストレスと関連しています。

踵から呼吸することを行っている人は、錨や芯や根があります。この呼吸方法は、ゆっくり、深く、滑らかに、切れ目なく、平坦に、静かに、柔らかく、横隔膜で行います。吸気の際、横隔膜は引き下がり、結果として、腹は押し出ます。呼気の際、横隔膜は緩んで持ち上がり、結果として、腹はへこみます。第2章でこの横隔膜呼吸法（腹式呼吸法）の基本的な要素については説明しましたが、踵から呼吸することは、その過程を視覚的にイメージすることでさらに発展します。

Practice

踵から呼吸する

踵から呼吸することは、（床か椅子に）坐りながらでも、立ちながらでも、あるいは寝ながらでも実践することができます。もし坐っているか立っているなら、静かに坐る法や無極で立つ法のポーズのように、頭は優しく引っ張り上げられて、両肩はリラックスして落とし、背中はまっすぐだけれども固くならずに、本書で習った正しい姿勢を維持しましょう。もし寝そべっているなら、同じように身体はまっすぐになるように仰向けになりましょう。この実践中、必ず微笑み、観を適用するようにしてください。

深呼吸あるいは横隔膜呼吸をするときは、ゆっくり穏やかに鼻から息を吸ってください。そうしている間、呼吸は横隔膜を通って身体の中心にゆっくり穏やかに引き込まれ、それから腹・骨盤・両足を通って、足の裏、特に踵に達するまで、ゆっくり穏やかに降りていくところをイメージしましょう。一瞬止まって、鼻から息を吐き始めます。横隔膜を緩め、息がゆっくり穏やかに踵から足を通り、骨盤と腹に入り、横隔膜を通って上がり、身体の中心を登り続け、鼻を通して出ていくところをイメージします。あと九回繰り返し、全部で一〇回反復しましょう。

最大の効果を得るためには、踵から呼吸することを継続して定期的に実践してください。そうしている間に、この実践に取り組んでいるときにあなたが経験していることへの気づきを広げましょう。一〇回の間、そして一〇回終わった後、どのように感じたかを記録してください。これについて日誌に書くとよいです。

鏡のような心

鏡を見つけて、それの前に立ち、のぞき込んでみてください。鏡の前にある部屋の一部分を除けば、目に入るのはあなたの姿です。では今、鏡から離れて、それを横から見て、目に入るものと入らないものについて記してみてください。

部屋の違う部分が見えるでしょうし、あなた自身の姿は見えないでしょう。鏡はあなたの姿を映し続けません。鏡はあなたの姿を保存しているわけでも、常に再生しているわけでもありません。もはやいったん鏡の前からいなくなれば、鏡に映ることはありません。

本質的に鏡というのは、何かあるいは誰かがその前にいなければ、静かで空っぽです。何かや誰かが前に来れば、それでいっぱいになります。その物や人がいなくなれば、鏡はそのもともとの静寂と虚空に戻ります。鏡は何も持ち続けません。鏡は、それが映すものに巻き込まれることもありません。鏡は、それ自体や自分の前にある物や人に干渉することもありません。鏡は、それが映すものを判断することもありません。鏡は単純にそこにあり、前にあるものを映します。

道教では、私たちは鏡のようになることを目指しています。世界それ自体が存在するとき、私たちもそこにあります。私たちはそれに反応するけれども、巻き込まれることはありません。私たちは、解決できないことを知り、そのことを受け入れ、それとうまくやっていきます。私たちはそれが何であろうと、囚われたり持ち続けたりしません。そうした物事に囚われたりこだわり続けたりしなければ、私たちは自分や他人に干渉することはありません。私たちは鏡のように単純に心を使い、空っぽでいます（Guo, 1974）。

鏡のように心を使うことは、本質的に、無為（自分や他人に干渉しないこと）と無事（世の中の活動に巻き込まれないこと）の両方を実践することの基本です。慢性的になっている脅威に基づく思考、ネガティブな考え方、問題のある絶対的な思考や信念、過剰なもしくは不足した欲望と行動を静めるほど、あなたの心は鏡のように空っぽになるでしょう。何かがあなたの前に現れた場合にも、それが何であろうが、干渉することなく、あなたはただそこに在って、それを映し出し対処することでしょう。そうすれば、何かに囚われたりこだわり続けたりすることなく、自分の旅を続けることができます。こうして、慢性ストレスは解消されます。

Practice

鏡のような心

次に誰かと関わり合うときに、あなたの心が鏡のようになっているところをイメージしてみましょう。観を用い、微笑み、あなたの前に存在しているものが何であろうとそれをただ映し出すようにしてみましょう。あなたが相手に与えたいと思うものは何でも相手に与えてください。ただ、相手が傷つかないようなやり方でそうしてください。言い換えれば、前向きで、中立的で、建設的な言い方をしてください。もし建設的な批判をしたいと思ったら、それはまったくよいことです。しかし、その相手があなたの言葉を聞かなかったり、同意せずにあなたにそっぽを向き始めたりしたら、無理強いはいけません。止めて他の話題に移るか、ただ さよならを言ってその場から去りましょう。

言語的であろうと非言語的であろうと、その相手があなたの言っていることを無視したり、あなたに対して不満げな様子を示したりしたら、その状況は厳しいものでしょう。というのも、あなたの目下の知覚内容は、その相手の行動は脅威をもたらすものである、というものだからです。この脅威は、おそらく闘争逃走反応を引き起こし、あなたは望まないストレスの海を泳いでいることを知るかもしれません。このために、その人のネガティビティに囚われたりこだわり続けたりせず、その問題を無理に推し進めようとせず、加熱した議論に巻き込まれないことが重要です。むしろ、他のことに話題を映すか、さよならを言ってその場を去ることで、その遭遇を単純に止めましょう。要点は、あなたがストレスだと感じ始める頃合いを理解し、そして、状況がエスカレートしていくのを止めることです。

どんな場合でも、あなた自身や他人に対するネガティビティや皮肉などに関わってはいけません。単純に、鏡のように心を使い、起こっていることが何であろうと、それに囚われずに反応します。心を空っぽにしましょう。

鏡のような心をうまく実践したときにどう感じたかを記録してください。あなた自身やあなたのストレスについて何を発見するでしょうか？　どのくらい長く実践することができるかに目を向けて、こうした姿勢で状況にアプローチすることができないときにする経験との違いも、記しておきましょう。これについて日誌に書いておくとよいです。この実践は新しいものなので、難しいものになるかもしれないことは、覚えておいてください。鏡のような心を育むには時間がかかります。これは普通のことです。

心と精神の断食

身体を解毒するために食べ物や飲み物を控える洗浄効果と同じ意味で、心と精神の断食の実践は、慢性ストレスを生んだり長びかせたりするような、感覚や思考と関連した利己心や過剰な欲望を取り除くことに焦点を当てています。したがって、心と精神の断食は、身体と心の両方から毒性と慢性ストレスを洗浄することに関しての実践です。

快適な生活を望み、財産・地位・美味しい食べ物と飲み物・美しい物・綺麗な服・楽しい音楽・愉快な人間関係・健康・長生きを堪能するのはいたって普通のことですが、これらの欲望は慢性ストレスを生み出し長びかせるかもしれません（Guo, 1974）。もしこうしたものが得られないためにずっとストレス状態にあるとしたら，それは身体的にも心理的にも対人的にも，健康やウェルビーイングに有害でしょう。もしたとえそうしたものが手に入ったとしてもそれを失うことを恐れているためにずっとストレス状態にあるとしたら，それは身体的にも心理的にも対人的にも，健康やウェルビーイングに有害でしょう。もし持っているものに満足せず，つねにもっと望むことで（言い換えれば，欲望が過剰かあるいは単にどうなったら十分なのかわからないために）ずっとストレス状態にあるとしたら，身体的にも心理的にも対人的にも，健康やウェルビーイングに有害でしょう。もし権利意識が強く，自己中心的で，利己的なためにずっとストレス状態にあるとしたら，身体的にも心理的にも対人的にも，健康やウェルビーイングに有害でしょう。

心と精神の断食の実践は，ストレスを生み出す問題のある，あるいはそうでなければ過剰な欲望に関連した，感覚と思考の結びつきに焦点を当て，そうした欲望を取り除く手助けをします。道家の見方では，欲望に関連した感覚経験と思考が，人をばらばらにして芯や根を失わせます。これが起こるときには，人はちりぢりばらばらであり，簡単に気が逸れます。地に足が着いていない，あるいは，注意が散漫になっています。心と身体と環境が調和しておらず，その結果が慢性ストレスです。

心と精神の断食の最初のステップは，注意と集中と意図を統合することです（Guo, 1974）。単純に，そして，ただ唯一，心と精神の断食に注意を集中します。感覚とその内容，そしてそれらによって生じる欲望に気が逸らされたり，引っ張られたり，コントロールされたりしないようにしてください。

感覚に耳を傾けたり、それがあなたを導こうとしているところへついていったりしないようにしてください。感覚は、あなたがその内容にはまり、囚われ、それを望むよう仕向けるでしょう。感覚はあなたを行き詰まりへと連れていくでしょう。感覚はあなたに、限られた断片的な観点しか提供しません。もし感覚やその内容に引っ張られていることに気がついたら、それらについて判断したり、囚われたりしないようにしてください。あなたを罠に掛けさせてはいけません。

また、思考とその内容、そしてそれらによって生じる欲望に気が逸らされたり、引っ張られたり、コントロールされたりしないようにしてください。思考に耳を傾けたり、思考とその内容があなたを導こうとしているところへついていったりしないようにしてください。思考は、あなたがその内容にはまり、囚われ、それを望むよう仕向けるでしょう。思考はあなたを行き詰まりへと連れていくでしょう。思考はあなたに、限られた断片的な観点しか提供しません。もし思考やその内容に引っ張られていることに気がついたら、それらについて判断したり、囚われたりしないようにしてください。あなたを罠に掛けさせてはいけません。

心と精神の断食を実践しているときは、あなたの気（qi）、あるいは、息（呼吸）に耳を傾け、注意を向けてください。感覚や思考と違って、気は、あなたが望んだり、あなたの心を引っ張ったりするような内容というものがありません。気は、あなたをはめたり止めたりしないでしょう。気は、存在そのものが絶え間ない変化の過程を通して循環するのと同じように、あなたが息を吸ったり吐いたりして、出たり入ったりという循環を繰り返す度に、絶えず変化します。

気あるいは息は本質的に空っぽなので、物事が生じるのをただ待っています。気は内容がないので、内容によってコントロールされません。しかし、私たちの感覚と思考は待っていません。感覚と思考は私たちをコントロールしようとし、その内容へと向かうよう引っ張ります。感覚と思考は絶えずいっぱいであり、したがって空っぽではありません。それは慢性ストレスを生み出す可能性を持っています。

道《タオ》、つまりあらゆるものの源泉は、内容がありません。空っぽです。それ故に、心と精神の断食の実践は、気あるいは息を通して私たち自身の中に空（emptiness）を養うことなのです。そうする中で、私たちは、自分の中の空が、道《タオ》における空と同じであることを、経験的に理解します。これが、道家のスピリチュアリティの核心です。

Practice

心と精神の断食

心と精神の断食はどこでもどんな姿勢でも実践することができますが、馴染みのある姿勢である静かに坐る法のポーズを使って実践する方法をご紹介します。この姿勢になったら、観と微笑みを思い出し、目を閉じてください。そうしたら、ただ深く呼吸することに注意を向け、息を吸ったり吐いたりする度に膨らんだりへこんだりする腹を意識することによって、精神を統一しましょう。一〇回反復したら、鼻孔から入ったり出たりする息に注意を移してください。腹に注意を向けないでください。一〇回反復したら、呼吸に注意を向け続けつつ、目を開けて、今を喜んで迎え入れましょう。

目を開けた後、心と精神の断食を五分間実践するよう試みてください。たとえあなたの感覚があれこれ刺激されるようなことがあっても、気あるいは息に基づいて世界と交わり続けられるかどうか確かめてください。あなたの見えるものを見たり、聞こえるものを聞いたりしてください。ただし、それはあなたの息に基づいて行います。感覚と思考に、あなたを乗っ取ったり、コントロールしたり、ばらばらにしたり、邪魔したりさせないようにしましょう。感覚と思考に、呼吸に基づく集中を乱させないようにしましょう。自分の感覚や思考に引っ張られていると気がついたら、そのことについて一切の判断をしない、あるいはそれに囚われないでください。そしてただ呼吸に再び注意を戻しましょう。

その後、心と精神の断食を実践したときに起こったことを振り返ってください。最初に目を開けたとき、何に気がつきましたか？　どのように感じましたか？　目を開けてからの五分間、何が起きましたか？　何に気がつきましたか？　何かしら欲望や思考を抱いていましたか？　心と精神の断食と関連する空（emptiness）の感覚は得られましたか？　切り離された別々の自己という感覚ではなく、統合された現在に十分関わっていましたか？　言い換えれば、あなたの精神は、あなた自身に関する思考や欲望を含むような、いかなる思考や欲望もない静かで空っぽな状態でしたか？　あなたはあなたの周りの世界の一部であるかのように感じましたか？　あるいは、あなたの精神は思考と欲望、特に自分自身に関する思考と欲望にまみれて、興奮したり駆け回ったりしていましたか？　あなたはばらばらで別々な感じ，あるいは，周りの世界と切り離された感じがしましたか？　こうしたことを日誌に書き留めるとよいでしょう。

忘れて坐る

心と精神の断食は，過剰でストレスを生むような欲望や利己心と，それらに関連するもしくはそれらによって生み出される絶対的な自己という感覚を取り除くことと関係している一方で，忘れて坐ることは，絶対的な区別・概念・価値・判断と，それらに関連するもしくはそれらによって生み出される自己の感覚を取り除くことと関係しています。両方とも，心と身体を静めて，障害や制限を無くして空っぽにすることと関連しています。そのため，両方とも，慢性ストレスを除去し，健康とウェルビーイングを促進するのに役立ちます。

忘れて坐ることで第一に注目するところは即時性，つまり，この実践は今ここに完全に没入することを含んでいる，という点です（Kohn, 2010b）。この実践は，本質的に非常にスピリチュアルであり，最終的には，私たちは道《タオ》と同じである，という経験的理解へと向かいます。これは，あらゆる知識・感覚・形式・区別・概念・価値・判断・不公平・ばらばらな自己という感覚を忘れるという過程を経て，達成されます（Guo, 1974）。そうしたことを忘れるというのは，魚が自分の泳いでいる水のことを忘れていたり，私たちが自分の吸っている空気のことを忘れていたり，履いている快適な靴のことを忘れていたりすることなどと同じ意味です。

この実践では、別個に切り離された身体に関する内的な気づきだとか、別個に切り離された世界に関する外的な気づきだとかはありません。あらゆることをただ忘れます。持続的で妨げのない変化の過程が生じている広がりがあるだけです。区別や判断はありません。すべてのものが同じです。

他の種類の瞑想でも正しい姿勢は明らかに重要ですが、そうした様々な種類の瞑想の中でも、忘れて坐ることは、正しい身体の姿勢やポーズに最も注意を向けています。正しく坐ることは、成長する植物と比較されるかもしれません。植物の一番先は太陽に向かって上へと伸び（陽）、一方その根は大地に自らを安定させるために下へと伸びます（陰）。こうして植物の幹は伸び、しなやかになり、天と地からの栄養を取り込んでいきます（Guo, 1974; Karlgren, 1975）。

植物を例に挙げたように、正しく坐ることで穏やかに背骨が伸びてまっすぐになり、頭はスムーズに上へと持ち上がり、下半身は下へと沈んで根を張るようになります。結果として、身体は自然に一直線になり芯を得て安定します。

いったん身体が正しくまっすぐになれば、実践することはただ、静かに坐り、いかなる関心事も解き放ち、何かに囚われたり何かを考えたりしないだけです。何かに囚われたり何かを考えたりしなければ、何かに影響されることはないでしょう。慢性ストレスは除去されます。あなたはまっすぐに、根を張って、芯を得ます。芯を得れば、自然と静かで空っぽになり、道《タオ》と溶け合うでしょう。

Practice

忘れて坐る

もう一度、静かに坐る法のポーズを取ってください。視線は前方に向け、目は穏やかにやや閉じましょう。息を吸ったり吐いたりするのに合わせて膨らんだりへこんだりする腹に注意を向けます。腹に集中し続けながら、落ち着いた感じがするまで息を吸ったり吐いたりしてください。この時点で、何かに注意を向けてはいけません。何らかの思考・判断・区別をすることなく、ただ現在を経験してください。

気が逸れていることに気がついても、何かしらの判断をしてはいけません。もう一度気持ちが落ち着くまで、ただ自分の呼吸に集中を戻します。最初は、一〇分間ぐらいこの瞑想を実践してください。

この瞑想を終えたら、どのように感じているかを書きましょう。あなたの心は静かで、思考や判断のない空っぽな状態ですか？　実践中、現在を抱きしめることができましたか？　あなたの自己の感覚は、より滑らかになり、より強ばりや固さがなくなりましたか？　あなたの周りの世界とより統合されたように感じますか？　ストレス状態にあるような感覚はありますか？　これを日誌に書くとよいでしょう。改めて、鍵となるのは継続的定期的な実践です。上達するには時間がかかります。

幕間

本章の前半で述べた技法をすべて実践し、こうした実践の探求によって道家瞑想の核とその効果について、より深くかつ十分な経験と理解が得られたことを願います。また、本書を通して学んできた気功の実践のより完璧な理解が得られれば幸いです。いずれにせよ、あなたが慢性ストレスから自由になろうとするならば、静かで空っぽな心は基本です。

気功

さてそれでは、八段錦と易筋経の八つ目のポーズに注目を移しましょう。これらは、それぞれの流れの最後の動作ポーズです。両方とも腕と足に注意を向けます。

新しい動きを加えてそれぞれの一連の流れを終えたら、実践している最中の経験を振り返りましょう。あなたの身体と心はあなたについてあなたに何を語りかけていましたか？　少し時間を取って、それぞれの動きを行っている間に経験したことを、あなたの日誌に書き留めてください。

Practice

八段錦のポーズ8：つま先に触れる

前のポーズであるボートを漕ぐ法から続けます。そこでは、自分の前に両足を伸ばして、つま先は上に向け、手は膝の上に置いて、背筋を伸ばして坐っています。深く息を吸ってそれをゆっくり吐いてください。もう一度息を吸いながら、両手を〔訳注：両手の指先が互いを指すように〕内側にすくい上げて、手の平は上を向き、中指同士がわずかに触れるようにします。臍の前でいったん止めてください。それから、ゆっくり息を吐きながら、手の平は上に向けたまま、中指同士も触れたまま、両肘は下げた状態で、両手をゆっくり持ち上げます。首の下辺りの高さまで持ち上げます。ここで、両手を内、下、外、上の順で回転させて、手の平を上に向けてください。動きを続けながら、腕が伸びるまで手の平を上に押し出します。ただし、肘は突っ張らないでください。手の平が天井を押しているようなイメージです。その後、ゆっくり息を吐くのを続けながら、腰から前に折れ、背筋はまっすぐに保ちつつ、両手を外側に回転して、指先を前に向けて、足のつま先のところに持っていきます。指で優しくつま先に触れます。つま先に手が届かないようでしたら、それはそれで構いません。足首、すね、あるいは膝に触れればよいです。少しの間、そのまま止めてください。

ゆっくり深く息を吸って、それからゆっくり吐きます。そうしたら、両手を足の側面に沿って外側に滑らせ、足の横の床に触れてください。ゆっくり息を吸いながら、腹に意識を向け、腹を使って、手の平で足の外側をなぞりつつ最初の位置に戻るまで、ゆっくり身体を起こします。

両腕を頭の上で伸ばし、前に腰を折り、元の位置に戻ってくるまでの全過程で一往復となります。あと八回繰り返して、全部で九回反復します。最後の往復を終えたら、両足をたたんで、静かに坐る法のポーズに戻ってください。感じたことを振り返りましょう。

このポーズは、足の裏側と背中と腕を伸ばします。また、身体を通る気と血液の循環をよくします。加えて、注意力と集中力を高め、結果として、心を静めて空っぽにするので、慢性ストレスの除去に役立ちます。

Practice

易筋経のポーズ8：身体が浮き沈みする

九人の霊が剣を抜く法の後に戻った無極で立つ法のポーズで、鼻から深く息を吸います。同時に、両手を内側にすくい上げて、手の平が上を向き、中指同士がわずかに触れるようにします。そして、手の平は上を向いて中指同士触れたまま、肘は落として、両手をゆっくり持ち上げます。胸の真ん中ぐらいの高さになるまで両手を上げます。この時点で、両手を内側〔訳注：自分側〕に回転して、手の平が地面を向くようにしてください。

体重を右足に乗せて、左足を左側に踏み出し、両足が肩の幅ぐらい（多少広めでも構いません）になるようにしてください。同時に、緩やかに両手を体側まで引き開きます。手は胸の高さに、手の平は下を向いたままを維持してください。この時点で、鼻から息をゆっくりと吐き始め、手の平を腰の高さまで押し落としていき、身体が沈むようにゆっくりと膝を曲げ、お尻を落としていきます。背中はまっすぐに保ってください。本質的には、スクワットをしている状態です。手の平はそれぞれ、机の上を押しているようなイメージを描いてください。ここで少しの間止めてください。

ゆっくりと鼻から深く息を吸い込みます。そして、口からゆっくり息を吐き始めるにつれて、ゆっくりと足を伸ばします。同時に、手の平を内から上へと回転し、巻き込みながら拳に握り込んでいって、手の平の方が上を向く〔訳注：拳の甲が下を向く〕ようにして、胸の高さまでゆっくりと両手を引き上げてください。それぞれの拳が、重たいウェイトのついている滑車につながった取っ手を持っているところをイメージしましょう。両足を伸ばして両拳を引き上げているとき、重いウェイトを持ち上げているところをイメージしてください。ここでいったん止めます。その後、鼻からゆっくりと息を吸い込んで、両手で上から机を押すようにしつつ、スクワットの状態になるまで沈み込んでください〔訳注：息を吸いながら沈み、吐きながら浮く〕。

スクワットの位置からまっすぐに立った位置になりスクワットの位置に戻る流れで、一回の往復となります。あと四回反復して、合計五回反復します。最後の往復を終えたら、無極で立つポーズに戻ってください。

このポーズは、足・腕・腹・腰を伸ばして、鍛えます。また、下丹田の気の流れをよくします。イメージを用いることで、注意と集中力が高められ、さらに心を静め空っぽにする助けとなり、その結果、慢性ストレスを除去するのに役立ちます。

結論

本章は、心を静めて空っぽにし、慢性ストレスを管理もしくは除去することに向けた、身体に基づく非特定的非意図的な道家のアプローチの基本、すなわち、道家瞑想の核に注目しました。瞑想の核の四つの要素――踵から呼吸すること、鏡のような心、心と精神の断食、忘れて坐ること――を定期的に実践することによって、道家の道筋や、それがいかに陰陽を調和して慢性ストレスにアプローチするかを、よりよく理解できるでしょう。本書の最後の章となる次章では、この調和が、道家のロールモデルである真なる人（authentic person）という形でどう現れるのかを探ります。

第10章　真なる人

太古の昔から現代に至るまで、真人（zhenren）、すなわち真なる人（authentic person）は、道教の実践家にとってのロールモデルです。真人に関する最も古い記述は、二二〇〇年以上前に書かれた『荘子』に出てきます（Guo, 1974）。真なる人は、ストレスのない、安らかで、十分な睡眠を得ていると描かれています。起きているときも、慢性的なストレスに晒されていません。適度に食べます。心は静かで空っぽで、興奮していません。絶対的な思考・信念・判断、あるいは別の形のネガティブな考え方を持っていません。心と身体と行動がすべて、持続的な変化と変容の過程と調和しています。自分や他人、あるいは自分の周りの世界に干渉しません。世の中の活動に巻き込まれることもありません。死を怖れたり、生を満喫したりもしません。生活は非常にシンプルです。幸福で、気苦労もなく、平和です。彼女は、道《タオ》と統合しています。

『荘子』では、慢性ストレスから明らかに自由な真なる人が、慢性ストレス状態にある人と対比されています。真なる人は、踵から深く呼吸をしていると描かれている一方、慢性的なストレス状態にある人は、喉から非常に浅く呼吸していると描かれています。その呼吸は制限されているので、話すときにゲェゲェと吐くような音が鳴ります。このよくない呼吸は、興奮した心と身体、解決されない欲望、それに、芯や根のない不安定で表面的なあり方を長く持続していることと関係があります。

中国の最古の医学書と信じられている『(黄帝) 内経』では、大昔の真なる人は、最高の状態の健康とウェルビーイングに達していて、それゆえに、最大限の長寿をまっとうしていると記されています。健康やウェルビーイング、そして慢性ストレスから自由でいられる根本的な理由は、陰陽が相互に関連し、絶えず変化・変容しているプロセスを認知的・身体的・対人的に理解し、それによって導かれているからでした。彼は、すべては変化・変容の絶え間ないプロセスに従っているので、認知的にも身体的にも、絶対的なものはないと理解していました。ネガティブで人生否定的なものよりもむしろ、ポジティブで人生肯定的なものに注目しました。無気力よりも活力に、妨害よりも促進することに、いやがるよりも楽しむことに、注意を向けました。また、中庸を実践し、自分の行動すべてにおいて過剰と不足の間でバランスを取りました――認知的にも、身体的にも、対人的にもです。それゆえ、彼は、自分や自分の周りの世界と調和していました。

真なる人の日々の生活は、持続的定期的でした。彼は、過剰に働きませんでした。安らかで十分な睡眠を取り、適度に飲食し、ストレッチをし、ウォーキング (きびきびと歩くこと) といった方法で鍛錬することに関心を持ちました。また、正しい呼吸を実践し、独りで立ちながら (大地に木か杭のように立つ法［訳注：站樁、Zhan Zhuangのこと］)、気 (qi) と精 (jing) (生命のエッセンス) を吸って吐き、魂 (神、shen) を大切に見守り包み込んでそれを身体と一つにすることによって、養生 (yangsheng)、すなわち生命を養うことを実践しました。現代では、私たちは気功という形で養生を知っています。

三つの道家の宝

本書の中で以前、精と神という概念について手短に述べました。ここではもう少し詳しく見てみたいと思います。道教的には、人間は三つの基本的な相互関連している要素あるいは宝、すなわち、気・精・神から構成されています。この三つの宝を再統合することが、真なる人のスピリチュアルな根本的目標であり、この再統合に向けた必要条件が、慢性ストレスを除去することなのです。

本書で先に述べたように、気は生命エネルギーまたは息（呼吸）です。それは、陰陽の働きを通して、様々な形態・形状・性質を帯びます。それは、宇宙中や身体中を循環します。気は、あらゆる有機的なものの基礎的な建築ブロックであり、有機的なものの中で無機的な精と結合します。私たちは、呼吸したり食べたり飲んだりして取り込んだ気によって、生命を維持しています。精は生命のエッセンスあるいは生命の力です。それは、粗く濃縮し凝結した気です。私たちの生命はまた、呼吸したり食べたり飲んだりして取り込んだ精によって、維持されています。神は意識あるいは魂です。それは細かく薄く触れることのできない気です。

心理学的には、気は私たちの感情と関連していて、精は私たちの欲望と関連していて、神は私たちの注意力・集中力・信念・判断・思考・考え方といったような認知的な活動と関連しています。三つの宝すべては互いに絡み合い、私たちの行動のすべてと結びついています。過剰なもしくは不足した感情は気を枯渇させます。過剰なもしくは不足した欲望は精を枯渇させます。過剰なもしくは不足した認知活動は神を枯渇させます。気・精・神の枯渇は興奮した心と身体へと結びつき、その結果、慢性ストレスとなります。これが、道教が私たちの生活のあらゆる側面において中庸の必要性に注目する下地になっています。

真なる人にとって、中庸というホリスティックなライフスタイルは、慢性ストレスを除去し、精・気・神の間の調和した関係を維持することによって生み出されます。何をどのくらい食べるか、何をどのくらい飲むか、どのくらいどうよく眠るか、どのくらい運動したり瞑想したりするかどうか、生活のシンプルさ、欲望が過剰だったり不足していたりするかどうか、いかに他人や世界と交わるか、どのように考え感じ行動するか——こうしたことすべては、私たちの精・気・神に、私たちが芯と根を持って安定することに、心と身体と環境の間の調和した関係を維持することに、直接影響します。

真なる人と算術

真なる人は、彼女の周りの世界とそれに伴うすべて、そして彼女自身の身体と心に対して感度が高く敏感であり、また、それらと統合しています。これは、何らかの魔法の薬のせいでも突然のひらめきのせいでもありません。それは、『荘子』（Guo, 1974）と『内経』（*Neijing*, 2007）の両方に記されている、しなやかで、わざとらしくなく、策動的でない方略を応用しているためです。これによって真なる人は、自分自身や世界と調和することができます。このセルフ・モニタリングの方略は、方針を示すとともに、これをなすには自制心・注意力・集中力・努力、そして継続的で一貫した実践を必要とします。

この方略に関する一つの記述は、『(孫子) 兵法』として知られる大昔のテキストに見られます。もともとは戦争に関する手引きとして作られたこの道家風のテキストは、ビジネス上の問題を管理する方法の指南書として、多くのアジアの国々で未だに使われています。ある程度は、あなたもこれまで、この書の中に出てくるものと同じ指針を使うことを学んできていますし、慢性ストレスを処理するためにそれを応用してきています。

『兵法』の第四章に基づくこの指導方式の五つのステップは、慢性ストレスを査定・分析・評価し、ストレスを生み出している背景の問題に解決を与えることに役立ちます (Sunzi, 2012)。いったん問題が同定されれば、次の五つのステップが適用されます。

一　様々な文脈から情報を集める。
二　その情報を査定する。
三　その情報を分析し、解決策を生み出す。
四　その分析を評価する。

五　意思決定し、それに基づいて行動し、結果をモニターする。

この五つのステップの応用を具体的なものにするために、これらをマーサの状況に当てはめてみます。第7章に出てきた話を思い出してもらえると思いますが、マーサは過剰なメール依存の問題を抱えていました。

一　様々な文脈から情報を集める

最初のステップの焦点は、何がどこで起きているかに関する情報を集めることに当てられています。マーサの場合、問題は不十分な睡眠、乏しい栄養、仕事に遅刻すること、仕事の成績の悪さ、身体の痛み、メールすること以外の活動への注意力と集中力の足りなさ、身体的にも心理的にも疲れ切っていること、そして最終的には車の事故を起こしたことでした。問題が起きた数多くの文脈には、自宅や職場、そして道路を運転している途中も含まれています。

二　その情報を査定する

第一ステップで集められた情報があるとして、第二ステップの焦点は、どのくらいの頻度でどのくらい長くどんなときにその問題行動が起こるか、を計算することに当てられています。このステップは、同定したすべての問題に適用されます。例えばマーサは、手首・指・親指・肩・首の痛みに気がついていました。それは日常的に起きていて、一時間ぐらい続き、メールするときにいつも起こるようです。

三　その情報を分析し、解決策を生み出す

問題とその頻度・持続時間・ある特定の行動との関連がわかれば、次のステップは、その情報でできることを問うことです。その情報は、問題の原因について私たちに何を語っていますか？　その原因は同定した他の問題と結びつけられますか？　マーサの場合、彼女の身体的な痛みの原因は、かなり明白に思われます。彼女は、メールするのに費やしている時間が長すぎなのです。反復使用による傷害のように見えます。彼女の過剰なメール行動はまた、睡眠不足、乏しい食習慣、活力減退といったような、同定した他の問題とも容易に結びつけることができます。言い換えれば、マーサの過剰なメール行動が、彼女を身体的・心理的・対人的・職業的な慢性ストレス状態へと至らせてきたのでした。

過剰にメールすることがマーサの痛みの原因として同定され、また、メールすることが同定されたマーサの他の問題と明らかに関連しているとすると、目下の解決策はメールするのを止めるか、少なくともメールするのに費やす時間を大幅に減らすことです。加えて、彼女の慢性ストレスのことを考えると、解決策を生み出すための積極的なアプローチを取る必要があります。手始めに、運動したり、瞑想したり、食習慣を変えたりすることを考えるかもしれません。

四　その分析を評価する

次に、可能性として考えられる解決策についての評価をしなければなりません。私たちは、それぞれの解決策とそれによってもたらされる利益にどんな価値を置くのかを考慮する必要があります。また、各解決策を実行しなかった場合の結果についても考慮する必要があります。マーサの場合、可能性のある解決策は、メールするのを止めるか少なくとも減らすことです。もし彼女がこの解決策を実行しなければ、痛みはおそらくもっと悪化するでしょうし、仕事を失うかもしれませんし、慢性的なストレス状態は続くでしょう。この解決策を実行することの結果はどうでしょう？　十中八九、彼女の痛みと慢性ストレスの両方が減るでしょう。また、提案された解決策が、悪い結果をもたらすかどうかを考慮することも重要です。マーサの場合、メールする時間を減らすことで、彼女の友人との間に問題を引き起こすかもしれません。もしそうした問題が起こったら、今回と同じ五つのステップを使って対処することができます。

五　意思決定し、それに基づいて行動し、結果をモニターする

解決策の評価と価値がわかったとして、次のステップは、ある解決策を選びそれを実行することです。マーサのメールへの強迫観念を考えると、彼女の場合は、メールを完全に止めてしまうよりもむしろ、減らす方を選ぶかもしれません。また、あらゆる解決策についてその有効性をモニターする必要があります。マーサは、彼女の解決策が、痛みを低減したり慢性ストレスを低減あるいは除去した

りするのにどの程度効果的かをモニターする必要があります。同じ五つのステップを、結果をモニターするのに適用するとよいでしょう。

真なる人と視覚化

気・精・神を統合した真なる人についての『内経』の記述は、内丹術（internal alchemy）として知られる後の道家の実践と一貫しています。内丹術の主要な目標は、真人、すなわち真なる人になるために、気・精・神を統合することです。これを達成するのに用いられる一つの方法が、視覚化（イメージ化）です。

踵から呼吸することと鏡のような心の両方の文脈で、視覚化について論じました。ただ、視覚化はそれ自体、ある種の瞑想です。実際、道家の歴史を通して最も頻繁に実践されてきた瞑想のようです（Kohn, 2008b）。視覚化は創造的な、積極的に方向づけされた過程であり、あらゆる種類の瞑想と同じく、実践者がいかに考え感じ行動するかを変容したり、実践者に芯や根を与えたり、それによって慢性ストレスを除去したりするために用いられます。真なる人にとって基本的な実践です。

多くの場合、視覚化は、全身の気の流れを生み、練り、磨き、導くために用いられます。そうすることで、視覚化は注意力や集中力を鍛えると同時に、興奮した心と身体を静めて空っぽにします。道家の考え方では、この過程は、身体や様々な臓器やその他の部位などを通って流れている経絡を視覚化することによって、身体と心を癒しストレスを除去するために用いられることになります。道家はまた、天と地、自分の外的世界と内的世界の両方に住む神々、そして道《タオ》それ自体と、つながって溶け合うことを深めるスピリチュアルな実践としても用います。

Practice

小周天の視覚化

小周天（Microcosmic Orbit）の視覚化は、身体にある二つの主要な気の経路、すなわち**任脈**《にんみゃく》（ren mai）（陰）と**督脈**《とくみゃく》（du mai）（陽）を通して、気の流れを活性化する実践です。督脈、つまり統治の経絡（governing channel）は、性器と肛門の間にある**会陰**《えいん》（huiyin）という経穴（ツボ）から始まって、背骨に沿って背中側を上がり、頭の上を通って、前歯のすぐ後ろの口蓋で終わります。任脈、つまり受胎の経絡（conception channel）は、舌根に始まり、喉・みぞおち・臍に沿って身体の前面の正中線を下り、性器を過ぎて、会陰の経穴に至ります。

小周天の視覚化は、（床か椅子に）坐っても立っても実践できます。本書で習った正しい姿勢を維持しましょう。静かに坐る法や無極で立つ法のポーズのように、頭は優しく上に引っ張り上げ、両肩はリラックスして下げ、背中は強ばらない程度にまっすぐにします。この実践の最中ずっと、微笑むことと観を用いることを忘れずに。

舌先を、前歯のすぐ後ろの上あごにそっとつけます。これが任脈と督脈をつなぎ、身体の中に回路が完成します。鼻からゆっくり深く息を吸い込み、お腹を膨らませ、それからゆっくり鼻から息を吐き、お腹をへこませます。これをあともう二回繰り返してください。

次に、性器と肛門の間にある会陰の経穴に注意を向け、鼻からゆっくり息を吸い始めながら、この経穴から管を通って息がゆっくり登っていくところをイメージしてください。その管は指ぐらいの太さで、背中の真ん中を通って頭のてっぺんを越えて、舌が口蓋に触れているところまで来て終わります。

鼻からゆっくり息を吐きながら、舌先から管を通って息が降りていくところをイメージしてください。この管も同じように指ぐらいの太さで、舌を通り、胸骨・みぞおち・臍・骨盤を通って身体の前面の正中線を下り、会陰の経穴で終わります。

一回の息の上昇（陽）と一回の息の下降（陰）で、小周天の一回りとなります。息が会陰の経穴に来たら、そこからまた始めてください。二五回繰り返します。このとき、感じることに気をつけてみましょう。より根や芯を感じますか？　心は静かで空っぽな感じがしますか？　ストレスを感じなくなっていますか？　うずうずした感じ、満たされた感じ、暖かい感じ、どきどきした感じ、あるいは、小周天の経路に沿って流れる感じはしましたか？　これらの感覚のすべては、身体を巡る気を示すものです。実践を重ねれば重ねるほど、こうした感覚は強くなっていくでしょう。最初は何も感じなくても大丈夫です。多くの人にとって、気の流れを養うには時間がかかります。ポイントは継続的定期的な実践であることを忘れないように。

真なる人と微笑み

二〇〇九年六月、私は、中国の湖北省にある武当山で開かれた道教に関する学会に参加し、論文を発表しました。武当山は道教ではたいへん有名であり、内家武術（内家拳、internal martial arts）［訳注：道教系の武術。太極拳・形意拳《けいいけん》・八卦掌など］と気功に関係しています。伝説によれば、太極拳は張三豊（zhang Sanfeng）が武当山で創始したとされています。張三豊は真人であり、元（一二七一－一三六八）と明（一三六八－一六四四）の代の全真道（Quanzhen Taoism; Complete Reality Taoism）の実践者だと信じられています。

学会に参加中、私は、シャミナード大学で私のところの学生であった、デイビッド・ウェイに会いました。デイビッドは二〇〇六年から武当山に住み込み、道家の武術・気功・瞑想の稽古を積んでいます。彼は、袁修剛（Yuan Xiugang）師の正式な弟子です。また私は、以前に中国で開かれた道教に関する学会で会ったことのある、マレーシアのビジネスマンであるペンホン・テーに会いました。ある午後、デイビッドはペンホンと私を武当山のツアーに連れていきました。よく知られた場所をいくつか訪れた後、彼は踏みならされた道から逸れて、山の脇の洞窟に住んでいるある隠遁した道士に会わせるために、私たちを導きました。洞窟に近づくと、その道士が青い法服を着て道家の帽子を被っているのが見えました。洞窟からはまだ少し距離がありましたが、彼の微笑みは森中に広がっていました。近づくにつれて、私たちは皆、はっきりと彼の内的な力を感じました。私たちは今、真なる人を見て感じているのでしょうか？

その道士のことをよく知るデイビッドは、彼と話をするために前に進みました。私たちが道士のところに辿り着いたとき、彼の微笑みは圧倒的でした。デイビッドが私たちを紹介した後、道士はデイビッドに三つの柿を渡しました。私たちはそれぞれその果物を一つずつ食べました。デイビッドは、柿をむしゃむしゃ食べながら、道士は私たちが来るだろうと思っていたと言いました。私たちが来る前に、道士はある訪問者を受け入れましたが、その人は道士に柿を三つ持ってきて、まもなく三人の訪問者がやってくるだろうから、彼らにその果物を差し上げるように、と言ったのだそうです。言うまでもなく、これは驚くべき経験でした。道士は私たちを突き抜けるような微笑みで見つめ、ただ笑っていました。彼の微笑みと笑い声は、とても伝染しやすいものでした。この道士の圧倒的な微笑みの中で、山の脇の洞窟のそばの森で互いに交流し果物を食べるという感覚は、筆舌に尽くしがたいものでした。強いて言えば、まったくストレスを感じず、深遠な「一」(oneness) の感覚を抱きました。

明らかに、自然に生じている微笑みは、真なる人の基本的な側面です。最近の研究でも実証されているように、微笑みはまた、身体的にも心理的にも有益です (Kraft & Pressman, 2012)。

真なる人と笑い

真なる人の定義的な特徴の一つとして、彼は自分自身を深刻に捉えない、というのがあります。彼は、自分を笑い飛ばし、他人を笑い飛ばし、周りの世界の不条理を笑い飛ばすことができます（Guo, 1974）。これは、自分自身を慢性ストレスから守り、他人や周りの世界と調和する方法の一つです。最近の研究は、笑いはストレスを低減するのに役立つという考えを支持しているようです（Mayo Clinic Staff, 2010; Berk, Tan, & Berk, 2008）。

微笑みから始まる真なる人の笑いはさらに、あらゆるものに浸透することで、問題のある、ストレスを生み出すような、巻き込まれ・欲望・思考・信念・判断・行動を取り除きます。真なる人は、本物の微笑みや笑いの中でこそ、他人も同じ心や気持ちを持っているということを観たり経験したりします。こうしたところで彼は、本当の友人や同胞を見つけます。

あなたが本当に微笑みあるいは笑っているとき、あなたの心は静かで空っぽです。ネガティビティが一切ありません。いますぐ試してみましょう。微笑むのです――強制的な偽りの微笑みではなく、真なる微笑みです。どのように感じますか？　微笑みながら、ネガティブに思考するのを試してみてください。ネガティブな思考があると本当に微笑むことはできません。もしあるネガティブな思考が立ち上がってきたら、あなたはもはや微笑んでいないか、あなたの微笑みは真ではありません。

今度笑ったときに（それは日常的に起こることのはずです）、どのように感じ、身体と心で何が起こるかに気をつけてみてください。真に笑っているとき、私たちはネガティビティやストレスから解放されています。

真なる微笑みと笑いは、慢性ストレスを取り除くことへと向かう道家の道筋の主要な側面です。微笑みと笑いは自然なものとして、過剰になることも不足することもなく、そうすることで微笑みと笑いは心と身体と調和し、それによって私たちは環境と調和します。

慢性ストレスの除去へ向けた道家の道筋の精神的要素と身体的要素の両方を継続して実践することは必要かつ最重要ではありますが、あなたの生活から慢性ストレスを十分に取り除き、あなたの陰陽を調和させるためには、微笑んで笑う必要があります。そうでないと、効くものも効きません！

真なる人と正しい身体の姿勢

二〇〇七年六月、私は、中国の北京にある北京体育大学で、八卦掌（baguazhang: 円で動くことに焦点を当てた武術）・太極拳・気功を学んでいました。私が参加したワークショップの一つは、気功と呉式太極拳の先生によるものでした。彼は、正しい姿勢の重要性と、正しい姿勢・正しい呼吸・穏やかな心すべてが、太極拳・気功・瞑想一般の実践においていかに相互関連しているかを強調していました。

その先生は私たちに、中国のあらゆる武術と気功の基本となる技法を教授しました。それは站椿、すなわち大地に木か杭のように立つ法であり、あなたはもうよく知っているはずです。先生は各参加者を一人一人見て、正しました。私のところにやってくると、身体が正しい姿勢になってないので、呼吸がうるさくなっている、と言いました。すると先生は続けて、一本の指で私の身体のいくつかの箇所にただ触れ、優しく押すことで、私の姿勢をまっすぐに正しました。先生の巧みな修正によって、私は芯ができ、呼吸が静かになり、心が静まり、頭についている糸で引っ張り上げられている操り人形のように、上から吊られている感覚がしました。全般的には、自然にかつ深くリラックスした感情になりました。

私たちが坐ったり立ったり動いたりしているとき、身体がまっすぐに根の張った正しい姿勢でないと、安定しませんし、芯ができません。芯ができないと、気の流れが妨げられ、心は静まりません。真なる人の身体は、正しくまっすぐです。

真なる人とコミュニティと家族

スピリチュアルな目覚めを求めて隠遁し一人で生活する道家もいる一方で、大半の道教信仰者は、宗教的なコミュニティに属しています。こうした人たちの中には独身主義を実践している人もいますが（全真道の修道士）、一方で結婚したり家族を持ったりする人もいます（天師道、Tianshi Taoism）。

真なる人にとって、他人と交流することは自然な過程です。私たちが経験・思考・信念・感情を共有するのは、他人です。他人とともに、私たちは泣き、微笑み、笑います。私たちは皆、道《タオ》と呼ばれる絶え間なく変化する同じ過程の一部なのです。私たちが支援・友情・家族・愛を見出すのは、他人です。他人とともに、私たちは成長します。私たちは、他の人たちとの関係の中で、思考・信念・感情・行動を考えたり経験したりする必要があります。私たちはばらばらではありません。他の人たちが私の慢性ストレスに荷担しているかもしれませんが、それを除去するのを支えてくれるのもまた他の人たちです。真なる人にとって、人生の旅は共有されなければなりません。静かで空っぽな心をもって根や芯を張りつつ、他人と共有することで、慢性ストレスを置き去りにします。

幕間

本章の前半では、真なる人、すなわち真人という道家のロールモデルについて検証しました。真なる人とは、健康とウェルビーイング、そして慢性ストレスからの解放を体現した人です。真なる人は、身体と心と環境に対して感度が高く敏感です。その特質は、身体的な気功の実践を通して伸ばすことができます。

気功

気功に関して最後となるこの項では、ここまでに習った二つの系統の八つの動き、つまり、八段錦と易筋経の、終わりのポーズを学びます。加えて、楊式太極拳の始まりのポーズも学びます。太極拳はもともと護身の形《かた》（型）として作られましたが、時を経て、健康とウェルビーイングに対して様々な形の気功と同じような機能を持つように発展してきました。いかなる気功や太極拳のポーズも慢性ストレスを取り除いたり消し去ったりするのに効果を上げるには、観と微笑みを用いながら、定期的かつ継続的にそれを実践しなければなりません。そして、ポーズを練習しているときについ自分が笑っていることに気がついたら、それは素晴らしいことです！

八つの動きすべてに終わりのポーズを加えて、それぞれの流れが終わったら、行っていた間の経験を振り返りましょう。あなたの身体と心はあなたについてあなたに何と語りかけていましたか？　少し時間を取って、それらの動きを行っていた間に経験したことを、あなたの日誌に書き記してください。

Practice

八段錦の終わりのポーズ

八段錦の流れの終わりのポーズは、二つの点を除いて、基本となる静かに坐る法と本質的に同じです。一つ目（の違い）は、手の組み方です。つま先に触れる法のポーズの後に、静かに坐る法のポーズに戻ったら、そこから、左手の親指と人差し指の先をつけて、輪を作ります。右手の親指をその輪に通して、その親指を左手の指で包み込みます。そうしたら、右手の指で左手の指を包み込みます。両手を腹の前に持ってきて、両方の手首の内側が臍のすぐ下の腹の辺りに触れるようにします。肘は下げましょう。この（手の）形は、陰と陽の合一、あるいはより一般的には、太極図として知られています。

二つ目の違いは、いったんこの姿勢になったら、忘れて坐ることを実践する、という点です。両目は緩くかすかに閉じて視線を前に向いてください。落ち着いた気持ちになるまで、吸気と呼気に合わせて腹が膨らんだりへこんだりするのに注意を向けてください。そして、他のいかなることにも注意を逸らさないようにしましょう。いかなる思考・判断・区別をせず、単に自然に呼吸をし、今を体験します。いったん落ち着いた気分になったら、五分間、忘れて坐ることを実践してください。微笑むのを忘れないように。もし気が逸れていることに気がついたら、再び気分が落ち着くまで呼吸に注意を向け直しましょう。

このポーズが終わったら、何を感じるかを記してください。ストレスは、少なくともこのときだけでも、どこかに去ってしまっていましたか？　次に、深く息を吸って、ゆっくりと吐きます。身体の前に足を押し出し、そっと伸ばします。手を太極図の形から崩し、手と腕を優しく振ります。準備が整ったと感じたら、立ち上がって動いてください。

Practice

易筋経の終わりのポーズ

身体が浮き沈みする法のポーズから戻って無極で立つ法になったら、そこから、ゆっくり深く息を吸って、腕を肩の高さぐらいまで横に持ち上げ、手の平は下に、指先は横の方に伸ばしてください。小指が下に親指が上に向かって動き、手の平が上を向くまで、手を回転します。続けて腕を持ち上げてください。腕は伸ばしたままですが肘は突っ張らないようにします。頭の上で両手を合わせて、互いの指と指をつけて指先を上に向けます。手の平が合わさるときに、吸気を終えます。胸・背中・腹が伸びているという感覚を抱くはずです。また、足の裏側、特にふくらはぎが伸びているのを感じるでしょう。だいたい三〇秒ぐらいこの姿勢を保ち、自然に呼吸します。

その後、ゆっくりと息を吐きながら、両手は合わせて指先は上に向けたまま、ゆっくりと両腕を下ろし、両手を胸の真ん中あたり、胸骨の前のだいたい六〜七インチ［訳注：約一五〜一八センチメートル］のところに持ってきます。肩と肘は下げておいてください。手と肩と肘が収まるときに、呼気を終えます。

最後に、自然に呼吸をして、特に何事にも注意を向けず、五分間この姿勢を保ってください。微笑むのを忘れずに。気が逸れたことに気がついたら、芯と根を感じるまで呼吸に注意を向けてください。五分後、優しく手を体側に下ろします。何を感じるか記しましょう。慢性ストレスは、すくなくともこの間だけ、一連の動きを終えるまで、過ぎ去っていましたか？

Practice

楊式太極拳の始まりのポーズ

目は開けて前を見て、無極で立つ法のポーズから始めます。ゆっくりと深く息を吸って、体重を右足に乗せ、左足を横に一歩出し、両足の間は肩幅ぐらい離して、両足に偏りなく体重をかけます。ゆっくりと息を吐いてください。膝はわずかに曲げて、つま先の線に並ぶようにして、それを越えないようにしましょう［訳注：膝がつま先より前に出ないようにする］。腕は身体の横に沿って垂らし、手の平は後ろに向かせます。

もう一度ゆっくり息を吸いながら、とてもゆっくりかつ優しく弧を描きながら腕を前に上げていき、肩の高さまで持っていきます。腕は前方に伸び、肘は突っ張らず、手の平は下に向けてください。腕が肩の高さに届くときに、息を吸うのを終えます。身体のどの部分にも緊張があってはいけません。頭は動かさないようにして、手が上がっていくのを目で追ってください。

いったん腕が肩の高さまで上がり息を吸うのを終えたら、ゆっくりと息を吐き、腕がそっと体側に沈み込んでいくようにします。腕が上がってきた線を逆に辿ってください。頭を動かさないようにして、手が下がっていくのを目で追ってください。

腕が上がって下がる動作で一往復となります。足は同じ位置のまま、あと九回繰り返して、合計で一〇回反復します。一〇回目の往復が終わったら、体重を右足に乗せて、左足を最初の位置に戻します。何を感じるか記しましょう。芯や根や安定を感じますか？　心は静かで空っぽですか？　腕や手が重いと感じたり軽いと感じたり、うずうずしたりどきどきしたり、あるいは水が張ったホースのように感じたり、といったように気の流れを感じますか？

このポーズを行っているとき、腕を上げ下げするために足・腹・背中・胸・肩を使っていることに注意を向けるようにしてください。ただし、身体のどこも緊張させないように注意を向けます。あなたは、ただ腕を持ち上げたり下げたりしているのではありません。この動きをしているときに目線を手に向ける目的は、心を静めて空っぽにしてあらゆる興奮から解放し、また、気の流れを活性化することにあります。気は、あなたの心の注目や意図に従うものです。ですので、注意力や集中力を鍛えるのに加えて、このポーズは、身体中の気を集め、洗練し、循環させるためにあります。少し時間を取って、経験したことを振り返りましょう。このポーズを実践した結果として、あなたの慢性ストレスの状態はどうなりましたか？

結論

本章は、真人、すなわち真なる人として知られる道家のロールモデルを紹介しました。真なる人は、精神的なものと身体的なものの両方を継続して実践し、あまり深刻に考えないことによって、道家の道筋に従っています。結果として、真なる人は、微笑み、笑い、環境と調和して、慢性的なストレス状態になることはないのです。

今後に向けて

慢性ストレスの除去に向けて道家の道筋に沿って続けてきたあなたの旅が、充実して価値のある経験であり、また今後もあり続けることを願います。その最初の一歩を踏んでから、長い道のりを歩んできました。その道に居続けたことを祝福します。

あなたは、自分の生活を落ち着かせ、バランスを保ち、シンプルにすることによって、慢性ストレスを除去・予防するのに役立つ、いくつもの基本的な概念と技法を学びました。精神的なアプローチと身体的なアプローチの両方を活用してください。自分を信じ、中庸を実践し、しなやかになるのです。日々、微笑みと笑いを忘れないように。生活の中に観を組み入れてください。今現在に留まりましょう。これらすべてを、定期的継続的に実践してください。

本質的に、道家の教えというのは、私たちが人生と呼ぶ絶え間なく変化する過程と調和すること、それによって慢性ストレスから解放されることに関するものです。人生と調和するということは、一定限度の中に留まることを意味します。あなたの陰陽は、あなたの気が自由に循環できるようにするために、調和していなければなりません。

この本は、思考・信念・判断・欲望・感情・行為といったような多くの相互関連したものを通して、過剰であることもしくは不足していることが慢性ストレスをいかにもたらしうるかを知るよう、あなたを導きました。そして、慢性ストレスから自由になるために、生活をシンプルにし、欲望を抑え、心を静かにして空っぽにする手引きを提供しました。過剰なもしくは不足した行動に気づき、そうした行動を検証し精神的および身体的な解決策を生み出すことで、あなたは自分の慢性ストレスを弱めたり取り除いたりする方向へと、着実に向かっています。

究極的には、本書の焦点は、あなたの旅が慢性ストレスから解放されるよう、あなたが人生やそれに伴うあらゆることと調和的な関係に戻るのを手助けすることにありました。私は、『道徳経』の第四二章（Wang, 1993, p.169）から次の言葉をあなたに残したいと思います〔訳注：日本語訳は、加島祥造『ほっとする老子のことば――いのちを養うタオの智慧』（二玄社、二〇〇七）からの引用〕。

すべてのものは　陰を背に負い　陽を胸に抱いているのであり
そしてそのふたつが　中心で融けあうところに　大きな調和とバランスがあるのだ

訳者解説

何よりもまずは、本書を手にとっていただいた読者のみなさんに深く感謝いたします。本書が、少しでもみなさんの生活や仕事のお役に立つことができれば、訳者としては幸甚の至りです。いえ、本音を言えば、まったく「少し」どころではなく、本書は必ずやみなさんの生活や仕事に「大いに」役立つと信じています。

本書は、二〇一三年一一月に刊行された *"The Tao of Stress: How to Calm, Balance, and Simplify Your Life"*（Robert G. Santee, New Harbinger Publications）の日本語翻訳版です。訳出は、原書の文意を損なわないよう、できるだけ忠実に行いました。なお、専門的な用語や、原書の英文だけではややわかりにくいと感じたところは、私（湯川）の判断で括弧を使って言葉を足すか、あるいは、訳注としてより説明的に補足しています。

ロバート・サンティ

原著者のロバート・サンティ先生は、アメリカ合衆国ハワイ州にあるシャミナード大学（Chaminade University of Honolulu）行動科学部の心理学教授であり、ここで長く学部長を勤めています。アメリカ合衆国の国家認定カウンセラー（National Certified Counselor）であり、同大学大学院修士課

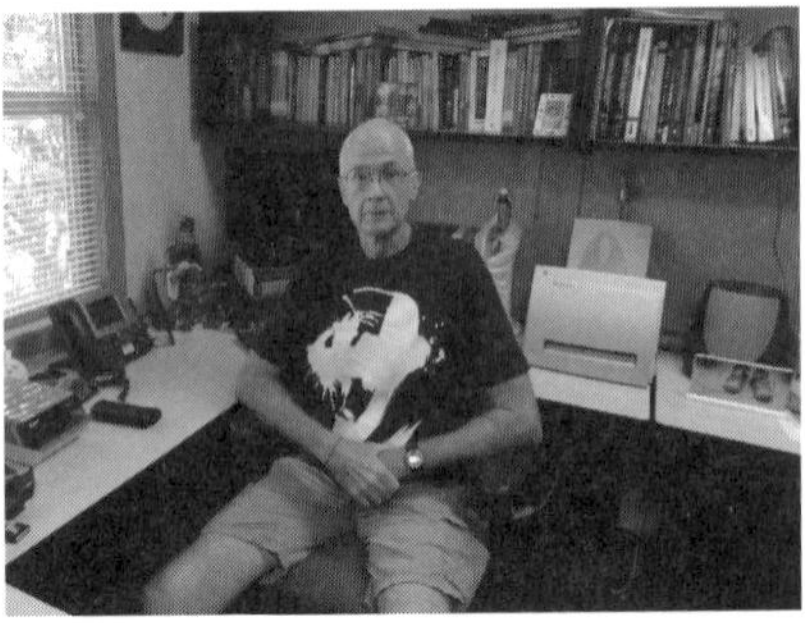

オフィスにて

程のカウンセリング心理学コースのディレクターと、学部の心理学コースのコーディネーターも兼任しています。ハワイ大学（UH Manoa）で哲学（専門は中国哲学・道教）と教育心理学（専門は心理査定・計量心理学）の学位を取得後、外科手術を補助する手術室技師を一六年間勤め、それからハワイ州の教育省でＩＱ・到達度・パーソナリティのテストを行う心理検査士を五年間勤めました。その後、一九九四年にシャミナード大学に着任し、現在に至ります。

こうした心理学者・カウンセラー・哲学者としてのキャリアが表の顔だとすれば、サンティ先生の裏の顔はマーシャル・アーティスト、つまり武術家です。かつては空手道（千唐《ちとう》流）や剣道もたしなんでいたそうですが、三〇年以上にわたり太極拳や気功といった中国武術を練り続けている武術家です。福建省中国武術開発センター（Fujian Chinese Wushu Development Center）の公認武術指導員の資格を持ち、ハワイ州夏興武術社（Xiaxing Martial Art Association of Hawaii）の上級指導員として、実際に太極拳と気功を専門に教えています。また、太極拳や気功ばかりでなく、同じ内家拳である八卦掌や形意拳も長く稽古されています。

The Tao of Stress（ストレスについての道《タオ》）

原書 *"The Tao of Stress"* は、こうしたサンティ先生の、他に例を見ない独特の経歴から生まれたものです。心理学のストレス理論を踏まえつつ、道教（Taoism）の教えに基づいて、身体技法としての気功（qigong）を実践することで、感情や思考を制御し、慢性ストレスを低減あるいは除去し、その結果、健康とウェルビーイングを得るということを説いた、世界的にも類書のない極めて希有な本です。また、そうして道教と気功によって健康とウェルビーイングへと至る道筋について、非常に丁寧かつ平易に書かれています。ですから、本書は（これ以後、特に区別していなければ、「本書」とは原書と日本語翻訳版の両方を指します）、一般読者の方々が日々の生活におけるストレスとどう付き合っていくかの具体的な指針を示す一方で、専門職として臨床や教育に携わっている実践家のみなさんにとっても、現場ですぐに役立つ数々の技法が紹介されています。

なお、中身の読みやすさやわかりやすさと違って、唯一、原書のタイトルである *"The Tao of Stress"* は、英語でのニュアンスは何となくわかるものの、日本語には非常に訳しにくい表現でした。意味としては、〈ストレスについての道《タオ》（道教の教え）〉というところだと思いますが、このタイトルでは読者の手にとってもらいにくいと判断し、内容について端的に伝わりやすいように日本語翻訳版のタイトルは、『タオ・ストレス低減法：道教と気功による心身アプローチ』としました。

本書のわかりやすさの一つの大きな要因は、例としての物語（具体的な事例）が数多く出てくることです。どの話もすべて架空の物語ですが、リアリティのあるそれらの話は、その章でサンティ先生が伝えようとしている主題を、肌身で実感させてくれます。こうした物語による説明は、道教に独特のアプローチです。道教の教えの多くはこうした物語で説明されます。本書もそれに則っている、ということです。

もう一つの要因は、全体を通して語り口が非常に易しいという点にあります。原書を書くにあたって、サンティ先生はいかにわかりやすく日常的な言葉で読者に真意を伝えるかに腐心し、何度も書き直したそうです。その鋭意努力は確かに実り、繰り返しになりますが、原書全体のわかりやすさとして表れています。訳出にあたっても、なるべくそのわかりやすさを損なわないよう心がけました。

翻訳の経緯

“*The Tao of Stress*”を翻訳することになった経緯の発端は、私（湯川）のサバティカル休暇にあります。私はここ一〇年ほど怒りを中心に感情研究を進めてきましたが、特にここ数年は、感情制御の技法としてマインドフルネスに興味を持ち、テーマの一つとして研究してきました。これに伴い、『マインドフルネスストレス低減法』（ジョン・カバットジン著、北大路書房、一九九三／二〇〇七）の翻訳者でもある春木豊先生の「身体心理学」に興味関心が広がり、そこで展開されている心身一如（心身脱落）の一元論的な人間観に惹かれ、大学などでは最近、主に身体心理学の話を中心にしています。

静座瞑想やボディスキャンなどからなるマインドフルネス瞑想とはまさに身体技法であり、そのベースになっている東洋伝統の心身修養法である坐禅（特に道元禅）もまた身体技法です。静座瞑想やボディスキャンあるいは坐禅は、じっと坐って何やら物思いに耽っているように見えるために、「身体技法」といわれると違和感のある方もいるかもしれません。じっと止まって考えているのだから、心の（精神的な）技法だろうというわけです。しかし、そうではないのです。これらは実際、坐るか寝るかしながら、自分自身の身体の現在性を体験する、すなわち、身体を使って（身体的存在であることを通して）今ここに在ることをまざまざと感じる、そのための技法なのです。マインドフルネス瞑想を中核に据えたカバットジン博士のマインドフルネスストレス低減プログラム（ＭＢＳＲ）には、ヨーガ（ハタヨーガ）の実践も含まれています。

こうした身体技法はいずれもマインドフルネスを養うのに適しています。同じように、東洋の伝統的な武術も本来、マインドフルネスを養うのに適した技法です。中国の武術である太極拳や武術由来の身体技法である気功は、マインドフルネスの概念や文脈で理解することができます。また、日本の武術は、禅の考え方を持ち込むことで、術から道になりました。つまり、武道とは禅であり、マインドフルネスを養う一つの方法なのです。

このマインドフルネスという概念を用いて、武道と禅の関係について改めて議論したものが、拙著『空手と禅』（ＢＡＢジャパン、二〇一四）です。武道は、しばしば動く禅だと言われます。私がこれまで長くやってきた空手は、特にそう言われます。どうして武道（特に空手）は、動く禅なのでしょうか。このことを説明する上で、武士の心得や態度を養う際に禅が用いられたからというよりも（もちろんそれも大いにありますが）、形《かた》（型）を練るという武術の稽古方法そのものが、身体の現在性ます。
への気づきと集中を養う、マインドフルネス瞑想そのものであるという点から、武道＝禅だということを述べています。こうした議論に興味関心のある方は、是非、拙著を参照していただければと思います。

さて、サバティカル休暇を取るにあたり、その研修先をどこにするかを、数年来、考えていました。自身の興味関心はこのように最近、身体技法、特に東洋の伝統的な心身修養法（瞑想、坐禅、武術など）による感情制御、ストレスマネジメント、健康やウェルビーイングの増進です。こうしたテーマで研究や教育をしている人がどこかにいないだろうかと探していましたが、すぐには見つかりませんでした。身体教育学や文化人類学や哲学などの分野には、瞑想や武術に関する研究をされている人がいるにはいます。しかし、心理学者で専門が武術だという人はすぐに思いつきません。根気よく探していたところ、大学で「太極拳の心理学（Psychology of T'ai Chi Ch'uan）」という授業をしている人がハワイにいました。それがサンティ先生だったのです。専門はカウンセリングや健康・ストレスマネジメントとあります。太極拳や気功を授業に導入しているということです。そして、私が他に探した限りでは、武術と心理学を融合した教育を展開しているのは、世界でもサンティ先生ただ一人でした。私と同じ興味関心を持つ心理学者（であり武術家）がいることに歓喜し、さっそくサバティカルで訪れたい旨をメールで伝えました。

二〇一三年八月に、ハワイで開催されたＡＰＡの年次大会に参加したついでに、実際にサンティ先生とお会いし、そのとき、近々（二〇一三年一一月に）新刊が出ることを教えていただきました。そ

れが *"The Tao of Stress"* でした。*"The Tao of Stress"* は、具体的な身体技法としての気功を数多く紹介した、実践中心の一般向けの本だということでした。まさに身体技法の実践に興味関心のある私としては、是非日本語に訳して翻訳版を日本で出版したいと申し出ました。こうして、二〇一三年一一月に原書を入手すると、早速、翻訳を始めることになりました。

ホノルルでの生活

サバティカル休暇を得てホノルルに来てからは、翻訳と稽古の日々でした。サンティ先生に教わった身体技法は、本書に出てくる気功である八段錦と易筋経です。八段錦は一般的には、立って行う立式（站式）八段錦が有名ですが、本書で紹介しているように、サンティ先生は坐って行う坐式八段錦を教えてくれました。ただ、立式も坐式も、八段錦は実際何種類も古くから伝わっているため、人によって動作（ポーズ）の順番や身体の動かし方が違います。そのため、中国の国家体育総局健身気功管理センターが統一・整理して作った、制定の八段錦というものがあります。サンティ先生の坐式八段錦はしたがって、この制定八段錦とは異なるものです。同様に易筋経も同センターが伝統的な動きを統一・整理して制定の易筋経を作っていますが、これもサンティ

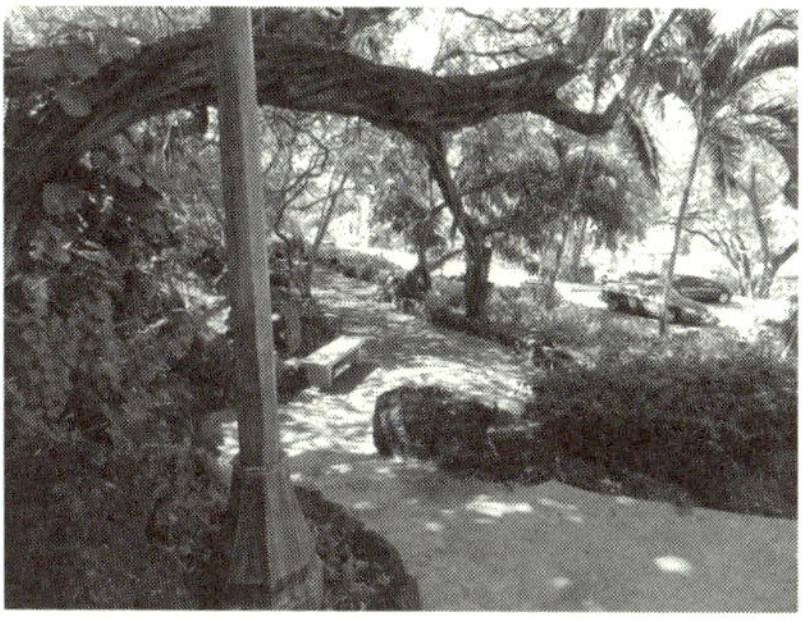

サンティ先生と稽古をした建物裏の木陰

先生の易筋経と若干異なります。つまり、サンティ先生自身が学んだ気功が、制定の現代的なそれではなく、伝統的な古流のものである、ということです。

なお、本書に出てくる易筋経は八種類ですが、本来は一二種類の動きがあります。サンティ先生には、それら本書には出てこない動きも教わりました。さらには、道教系の太極拳である、武当太和拳《ぶとうたいわ》の套路も習いました。

仏教と道教

翻訳していてつくづく感じたのは、マインドフルネス瞑想の方法論と気功の方法論とが非常に似ていること、ひいては、マインドフルネス瞑想のベースにある仏教的な考え方と、気功のベースにある道教的な考え方も非常に似ている、ということでした。私自身は、こうしたアジアの宗教、東洋の思想・哲学の専門家ではありませんので、厳密な意味での仏教と道教の類似点・相違点については、その分野の専門書に譲ることとします。ただ、仏教や道教の教えと技法を実践する感覚としては、両者は結果的に、非常によく似ているということを知ることができました。これについては、本書を読んでいただき、かつ、『マインドフルネスストレス低減法』を読んでいただければ、自然と実感していただけると思います。

ここで、付け焼き刃あるいは生兵法を承知の上であえて言えば、仏教と道教の類似点は、どちらも欲を捨てることにあるように思います。仏教は、あらゆる欲望の元である我（私）という欲（すなわち我執）を捨てることを教えます。世の中は苦である、その苦は欲に基づくわけだから、欲を捨てれば楽になる、という考え方です。一方、道教も、欲を減らすことを推奨します（欲を捨てろと言わないところが道教らしいかもしれません）。自分や他人に干渉しないで（無為）、生活をシンプルにすること、そして、世の中の活動に巻き込まれないよう（無事）、欲望を減らすこと、さらに、心を静かに空っぽにすることを奨めます。それが生をまっとうし楽に生きる健康長寿の道であると教えます。

翻って相違点もすでにこうした考えの中に表れています。仏教は、このように苦（あるいは死）から存在と世界と人間を説明していきますが、道教は、楽（あるいは生）から存在と世界と人間を説明していきます。その結果、究極的にはだいたい概ね同じところに行き着くのですが、そこに至るアプローチあるいは観点が逆なのです。

そのためか、仏教瞑想と道教瞑想は、方法論が結局、似てきます。もちろん思想的には異なるので、瞑想に関しても説明の仕方は違います。ただ、仏教瞑想の「マインドフルネス」と道教瞑想の「観」は、かなり似ています。いずれも今ここでの経験に気づき、価値判断しないでただ観察し続ける、というやり方です。それを養う際に用いる手段は、どちらも「身体」です。仏教では坐禅を、道教では気功や太極拳を行います。つまり、仏教も道教も、どちらも身体重視なのです。身体を通して、実存を実践的体験的に理解していく、その方法論は仏教も道教も同じだということです。

身体技法の効果

こうした身体技法の効果を具体的に分解すると、次のようになるのではないかと考えています。

●気づきを養う

坐禅や気功やヨーガなどの東洋の伝統的技法は、身体の微細な感覚に注意を向けるために、それによってマインドフルネスの中核である気づき（awareness）を養うことができます。これは敷衍して、感情や思考への気づきを促します。また、呼吸と身体への注意を維持しますので、集中力（concentration）も養います。集中力は、今ここに気づいている状態を維持するのに役立ちます。別の言い方をすれば、感情や思考を手放した状態（囚われから解放された状態）を保ちます。

●生を感じる

じっと坐っていたり静かに動いたりすることで、通常であればほとんど意識することのない「重力」や「空気」を感じ、（宇宙飛行士のような特殊な状況にある人を除けば）そうした重力と空気のある場にしか存在し得ない「身体」をまざまざと感じることができます。これによって、今ここ（here now）に身体でもって生きている感覚（ある感、いる感、Being-mode）を養います。すなわち、生きている身体としての自己存在をありありと感じる（身体の現在性を実感する）ことを促します。

●自己と対話する

身体のエクササイズですから、身体に注意を向けることで、結果的に、自分の身体の声を聞くことになります。つまり、身体に問い、身体の答えを聞く、という対話（dialogue）が行われます。これは、身体の不調や違和感に耳を傾けることで（心の目を向けることで）、同時に、心の不調も知ることを意味します。なぜなら、我々人間は心身一如の一元論的な存在ですから、心の不調は同時に身体の不調として表れるからです。また、身体のどこかが無理をしている場合は、そこに痛みや違和感を覚えるはずですが、そうして無理をしている不自然な状態（強為）を知ることで、無理をしない自然な状態（云為）を探っていくことができます。心身ともに無理のない自然さこそ、仏教と道教の両方が求める状態です。

●リラクセーションをもたらす

東洋の伝統的な身体技法は、基本的に腹式呼吸（横隔膜呼吸）を行います。その際特には、吐き（呼気、exhaling）を重視します。吸い（吸気、inhaling）は、肋骨周辺の筋肉や横隔膜を使うので交感神経が優位な状態になりますが、吐き（呼気）は、その逆に筋肉を緩めることになりますので副交感神経が優位になります。また、気功やヨーガや太極拳といった技法は、その動きの中にストレッチ効果が含まれていますし、緊張と弛緩を繰り返すような運動は、脱力や身体的リラクセーションをもたらします。身体心理学的には、こうした身体的リラクセーションは同時に心理的リラクセーションでもあります。

●身体の健康を増進する

この他、しばしば言われるのは、気功やヨーガなどはストレッチと横隔膜呼吸によって、内臓器官に刺激が加えられ、その結果、消化活動などの調子が整うとされています。また、柔らかくゆっくり動くことで、ケガをすることなく自身の動きの範囲（可動域）・連動性・バランスを知ることができ、結果的に、普段の生活の中で転倒や捻挫などのケガをする可能性が低くなるでしょう。また、技法によっては相応の筋力トレーニングにもなっているでしょうから、新陳代謝を高めるために、太りにくくなるはずです。

●その他の効果

こうした身体への直接的な効果とは別に、軽中度の運動が、脳の機能（実行系や記憶系）の維持と向上につながると言われています。気功やヨーガなどの東洋の伝統的な身体技法は、まさに軽度の身体運動ですから、いわゆる「脳トレ」にもなるということです。こうした機能の維持・向上が、ひるがえって、心身の健康やウェルビーイングにつながると考えられます。

こうして並べると、東洋の伝統的な身体技法は、まるで夢か魔法のような驚異的な健康増進メソッドということになります。実際はしかし、そうではありません。ちょっとやればアラ不思議あっという間に効果テキメン、というようにはいきません。世の中にそんな都合のよいものなどありません。技法の実践は、一にも二にも、長く続けることがポイントです。そうして、定期的継続的に実践を続けることで、少しずつ効果が表れてきます。この点は、本書で何度も強調されている点です。身体技法は、とにかく、根気よく続けることが大切です。

技法の実践にあたって

サンティ先生は、自身の授業で気功や太極拳を実際に学生と行い、ストレスマネジメントにどう活かすかを実践的に体験させています。教室の外へ出て、青空の下、学内の芝生の広場で気功や太極拳を行い、教室ではそのときの体験を手がかりにしながら健康やストレスマネジメントあるいは道教や仏教の心理学の話をする、ということを長年されているそうです。こうして、道教や心理学に基づく精神的アプローチとともに、気功や太極拳という身体的アプローチを関連づけながら（統合しながら）教えています。

本書にも随所に出てきますが、特に身体的アプローチのポイント、すなわち、実践に際して心がける重要な点は、次の二つです。

●動いて感じたことを考える

気功の動作（ポーズ）を行った際、感じたことや思ったことや気がついたことを必ずノート（日誌）に書き出すことを何度も強調しています。つまり、身体感覚を文字に言語化して残して意識することが大切だということです。そうでなければ、インストラクターの言う通りにただ動いただけで終わってしまうからです。このことは、元筑波大学体育系教授で気功を中心に長年ボディワークを教えてこられた遠藤卓郎先生も同じことをおっしゃっていました。つまり、動いて、感じて、考える、ということです。この三つの必要性を、まったく接点のないお二人が、偶然にも海を隔てて同じように説かれています。ただ動くだけでなく、また、動きを感じるだけでなく、動いて感じたことを考えることが、身体的アプローチには重要だということです。

●微笑みと観を絶やさない

感じたこと思ったこと気がついたことをノートに記すことと同時に、本書で繰り返しサンティ先生が強調するのが、身体的なエクササイズをしている際に、「微笑み」と「観」を忘れないように、という点です。気功の動作を緊張しながら無理に力を込めて行うのではなく、微笑むことで力を抜いて静かにゆっくり柔らかく動くことが大切だとしています。これはまさに、身体心理学の文脈でしばしば引用される表情フィードバックあるいは身体化された認知（embodied cognition）の応用であり、微笑むことでリラクセーションすることを目指しています。

そうしてリラックスしながら身体技法を実践する中で、ただ単に動く（あるいは止まる）だけでなく、動いた（あるいは止まった）ときに感じたこと思ったこと気がついたことを、よりはっきりと認識するために、観、すなわち、今ここでの経験に気づき、価値判断しないでただ観察し続けるようにすることを奨めています。

また、サンティ先生は本書の中で、八つの動きを続けて行うようにと書いています。もちろん、普通、気功はそのように行うものであり、その方がきっと効果的なのだと考えられます。しかし、私自身としては、その順番通りに行うこと、あるいは、八つのポーズを全部することに固執する必要はないと考えています。東洋の伝統的な心身修養法はどれもそうですが、気功も同じく、定期的かつ継続的に稽古することが大切です。そのための時間や場所をマネジメントすること（やりくりして作り出すこと）から稽古は始まっています。

そのための秘訣は、無理のないやり方で続けるということです。つまり、はじめのうちは、三分でも五分でもよいですから、本書で紹介されている最初のポーズである「無極で立つ法」（易筋経のポーズ1）や「静かに坐る法」（八段錦のポーズ1）だけをする、というのでもよいと思っています。そして、続けていくうちに慣れてきて、もう少し時間と動作（ポーズ）を増やしたいと思えば、順番はとりあえず脇に置いておいて、自分にとってやりやすそうなポーズ、例えば、（私なら）「腹の前でボールを持つ法」（易筋経のポーズ3）をやるというように、つまみぐいしてもよいと考えています。一番肝心なのは、続けることが楽しくなることです。あるいは楽しくならなくても、何となく辞められなくなることとです。毎日の歯磨きと同じように、日常生活の中に気功実践を馴染ませ、組み込んでいきます。そのためには、決して無理をしてはいけません。ですから、まずは気持ちがよいと思うポーズだけを根気よく続けることです（このことを後日サンティ先生に確認したところ、それでまったく問題ない、と言うことでした）。

第2章に「站樁」という言葉が出てきます。これは、大木のように立つ、という意味であり、拳法や気功といった中国武術（あるいは武術由来の身体技法）の最も基礎となる鍛錬方法です。中国武術の中には、稽古のための様々な套路を一切廃し、この站樁だけをひたすら練るという、形意拳から派生した「意拳《いけん》」という拳法さえもあります。王向斉（Wang Xiangzhai）という武術の達人が創始したこの拳法は、中国武術としては究極のものであり、シンプルなポーズや動きの中で身体感覚を徹底的に練っていく稽古法を主軸にしています。つまり、ここまで来るとやっていることは気功とほとんど区別がつかなくなってきます。それほど、「站椿」という鍛錬法は中国の身体技法の中核であるということです。この站椿は、日本では「立禅《りつぜん》」と呼ばれることもあります。

つまり、本書に出てくるいくつかのポーズや動きの中でも、例えば、まさに站椿（立禅）そのものである「無極で立つ法」や「腹の前でボールを持つ法」を数分間だけでも定期的継続的に行うことで、何かしらの効果が表れてくるはずだということです。あるいは、「無極で立つ法」などは、それこそ見た目にはただ立っているだけですから、通勤・通学途中でバスや電車を待っている間に練ることもできます。定期的継続的に稽古する時間と場所を確保するとともに、こうして日常生活の中に、いつでもどこでも気功を練ることを組み込んでいくことを、是非ともお奨めします。なお、そのとき、微笑みと観を忘れずに（もちろん、怪しまれない程度に）。

翻訳にあたって

“*The Tao of Stress*”を翻訳するにあたり、次の二点について、サンティ先生の考えを尊重しました。第一に、本書は内容的に、半分が身体技法（気功）の説明なのですが、イラストや写真などはまったく示されていません。一般に、こうした身体技法の本には、動き方の解説として、イラストや写真が掲載されているのが普通です。これについて、イラストや写真があった方がわかりやすいのではいかと尋ねたところ、サンティ先生は、意図的に挿入していない、と即答されました。最初、その答えを聞いて意味がよくわかりませんでした。しかし、理由を聞くと納得できました。

どういうことかというと、身体の感覚をより鋭敏に感じ取ってもらいたいために、あえてそうしている、ということでした。つまり、サンティ先生は、言語で認知的に動きを理解し、それを自分の身体で表現し、そこでの感覚を再び言語化する（日誌に書く）、というプロセスへと読者を意図的に誘っています。この際、イラストや写真があると、ついそれを頼りにしてしまう、つまり、外から目で見たその通りそのまま真似するだけになってしまい、内側からの身体感覚を鋭敏に感じ取れなくなってしまう、ということなのです。動き方を言葉で理解し、それを身体イメージに変換しながら実践することで、内側からの身体感覚をより鋭敏に感じ取れるとサンティ先生は考えています。ですから、あえて文字だけを頼りに、身体の動かし方を理解してもらうよう、微妙なところまで細かく言葉で説明しています。このように、動作に関するイラストや写真を挿入しないのは、サンティ先生のポリシーであり原書の最たる特徴でもあるので、日本語翻訳版にも、イラストや写真による補足を一切しないことにいたしました。

第二に、最後の章に出てくる「真なる人」についてですが、この「真なる人」の代名詞は、原書ではsheとも出てくるし、heとも出てきます。これについても尋ねたところ、これもあえて両方別々に使っているそうです。he/sheとはしていません。ときにshe、ときにheを使っています。そこで、文章的に主語を必要とするときは、そのまま原文にしたがいました。ですから、場合によっては「彼」になっていたり「彼女」になっていたりしますが、これは決して翻訳時のミスではなく、サンティ先生の意図を尊重しているためです。その意図とは、難しい話ではありませんが、そもそも真なる人というのは人間なのであって、男の場合もあれば女の場合もあるからだということです。ここで仮にhe/sheとしてしまうと、heが先に来るのがよくありません。人間はhe/sheではない、ということです。そこでheとsheの両方を別々に用いています。そうすることで陰陽のバランスを取った、という意味でもあるそうです。he（男）は陽であり、she（女）は陰であるからです。本書に出てくる物語の主人公たちも、heとsheがバランスよく出てきますが、これも陰陽のバランスを意識してということでした。

もう一点、翻訳に際して意図的に当てる漢字を選んだ言葉があります。それは、sit（すわる）という動詞です。訳語には「座」ではなく、「坐」という漢字を当てました。これは、いわゆる「坐禅」という表記に倣ったためです。「ざぜん」は、「座禅」とも表記されますが、正確には「坐禅」と書きます。これは「座」が場所を表すのに対して、「坐」は動作を表すからであり、「ざぜん」というときはしたがって、「坐禅」が正しいわけです。しかし、「座」は常用漢字である一方、「坐」はそうでないために、一般には「座禅」とも表記されることがあります。そこで、翻訳する際、動作としてのsit（すわる）にはすべて「坐」の字を用いました。ただし、「座」を用いている熟語や日本語訳がすでにある用語は、そのまま「座」を用いています。「坐」は常用漢字ではないために一瞬違和感を抱く読者の方もおられるかと思いますが、これも翻訳時のミス（あるいはタイプミス）ではないことを、ご理解いただければと思います。

気について

本書は道教に基づいたアプローチであり、したがって、中心的な概念として「気」が出てきます。この「気」については、様々な考えや種々の立場がありますから、ここで特定の考えや立場だけを支持するつもりはありません。ただ、私（湯川）個人の現時点での「気」に関する考えや立場を明らかにしておくと、「気」は科学的には存在しないけれども、説明概念としては非常に優れている、というものです。

さて、ここで、科学的には存在を証明されていないけれども、それは単に観測する側の科学の限界、つまり測定の道具や方法の限界なのであり、実際には存在するのだが、存在が証明されないのは単純に未発見なだけである、という立場がありえます。この人たちは、「気」が存在することを疑っていません。ここでは、この人たちを〈実在派〉と呼ぶことにします。

また、科学によって存在が証明される（されない）ということはまったくどうでもよくて、存在するのだからその存在を単純に信じている、という立場もありえます。神様はいる、幽霊はいる、死後の世界はある、妖精はいる、空飛ぶ円盤はある、宇宙人はいるなど、対象概念に一片の疑問も挟まず、とにかく、いる（ある）ことを信じているかどうか、という次元の問題として、「気」を信じている人たちもいます。この人たちも、「気」が存在することを疑っていません。ここでは、この人たちを〈信仰派〉と呼ぶことにします。

私は、「気」は科学的には存在しないと考えています。これから未来永劫、どんなに科学技術が発達しようが、厳密に科学的な意味で「気」が発見されるということはないと思います。つまり、物理的にはやはり絶対に「気」は存在しません。だから実在派では決してありません。

しかし、身体を操作したり意識したりするときに、この「気」という概念を用いて説明すると、用いない場合に比べて、身体を操作しやすかったり、適切な方向に動かしやすかったり、身体の各所を明瞭に意識しやすかったりします。この経験的事実は、揺るぎありません。身体各所を明瞭に意識しながら適切に操作することが求められる種々の身体技法からすれば、この「気」という説明概念を上手く用いることが、身体を練る上で大いに助けとなります。「気」とはそういう道具、つまり、ある種の方便だと考えています。ですから、信仰派でもありません。

このように、科学的に存在するとは思っていませんし、科学的な存在証明とは別次元で存在を信じているわけでもありません。しかし、使った方が便利だと考えています。ですから、あえて呼ぶとすれば、私のような立場は、〈実用派（実利派、功利派）〉といったところでしょうか。

翻訳中のエピソード

翻訳中のエピソードとして、次のようなことがありました。易筋経のポーズ8〈身体が浮き沈みする法）の呼吸の仕方の説明について、原書では呼気と吸気が逆なのではないか、と質問しました。身体が沈むときと浮かぶとき、呼吸を合わせます。このとき、浮かぶときに息を吐き、沈むときに息を吸う、と書いてあるけれども、これは違うのではないかと確認したのです。なぜなら、空手では普通、身体が沈むときに息を吐き、浮かぶときに吸いますし、身体感覚としてむしろそっちの方が自然だと思ったからです。原書の通りにやってみると、身体的にとてもやりにくいのです。

質問して返ってきた答えは、間違えていない、記述に問題はない、とのことでした。ここは、浮かぶときに息を吐き、沈むときに息を吸うので正しかったのです。サンティ先生のタイプミスではなかったのです。そして、「Shintaroのその質問自体、それこそ見方が固定しているのだ、それが固定した思考なのだ」、と指摘されました。これには目から鱗でした。まさに自分こそ今、本書の第3章に出てくる、荘子の妻が亡くなったときのエピソード、つまり、弔意を示しにきた友人の恵子が、足を投げ出し、盆をたたいて歌を歌っている荘子を非難したそのときの態度そのものだったということに気がつきました。つまり、サンティ先生に質問をしたのは、自分の枠組みで物事を見ようとした結果であり、自分の枠組みに合っていないものの方が間違っていると考えたからです。このときの私は、まさに、恵子と同じでした。

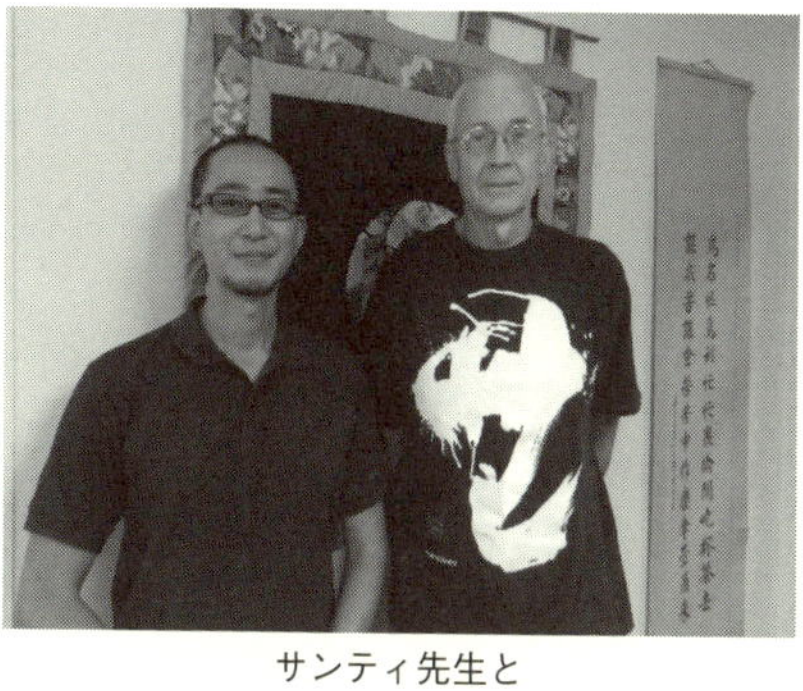

サンティ先生と

このことを柔らかく私に諭し、さらには、そうして普段とは違う身体操作や違和感のある動きをあえてすることも、身体への気づきにつながる、とも言ってくれました。東洋の伝統的な身体技法としては、まずは決まったやり方に従うことが大切であるけれども、ときに違う動きもやってみることで新しい発見がある、ということです。そうした微妙に異なる様々な感覚に気づくこと、そうして気づいた感覚を柔軟に捉え吸収することの重要性も、身体技法は教えてくれます。

サンティ先生を慕って

最後に、サンティ先生の人柄や周辺について触れて、この解説を終えることにします。サンティ先生は、一七六センチある私よりもずっと背が高く痩せ形で、白髪を短く刈り込んでいます。道教の教えに忠実であれば、食べすぎることも食べなさすぎることもなく、中庸に過ごしているでしょうから、この体型なのでしょう。いつも短パンとTシャツというラフな姿です。

勤めているシャミナード大学は、ハワイ大学の隣にある小さな私立大学です。丘の斜面に校舎が段々に並んでいて、行動科学部の建物はその一番上にあります。ここからの景色は最高であり、ダイアモンドヘッドの全景とワイキキの街と海が同時に見える絶景です。L字型の行動科学部の建物のちょうど角のところにあるオフィスには、中国の置物や掛け物がたくさんあります。そのオフィスに入るときと出るときには、鐘や鉦を四種類ぐらい鳴らします。そうするとメリハリがつく、と言っていました。オフィスには、パムさんという秘書とジャンさんという助手の方がおられ、学部長をされているサンティ先生を支えています。

その学部長を、もう一〇年近くされているとのことでした。これは他にされる方がいないからだと言っていましたが、だからと言って、何か無理に状況や環境を変えようとはしないようにしているそうです。あくまで自然のままに状況や環境を受け入れる、自分から何かしようとしない、つまり、無為を実践しているのだと冗談交じりに言っていました。そういうフランクなパーソナリティですから、助手や秘書の方からもそうですが、同僚の先生方からもとても慕われています。

ただ、私がネイティブではないことをすっかり忘れているのか、普段通りのスピードで話すために、話を聞き取れないことがしばしばありました。そうして早口で話をする様子を見ていると、どちらかというと、サンティ先生はもともとせっかちな質なのではないかと感じました。メールの文章はいつも簡潔で、返事もすぐに返ってきます。急に時間が空いたから、これから三〇分後に一緒に稽古しよう、都合はよいかと、朝の九時にお誘いの電話がかかってきたこともありました。これは勝手な想像ですが、だからこそ、そうした自分を何とか制御するために、若い頃から道教や武術に惹かれていったのではないかと推測しています。

武術をやろうと思ったきっかけは何かという話になったときに、私はブルース・リーに憧れて始めたと言ったところ、サンティ先生はそのとき確か、自分はジェームス・コバーンだと笑いながら言っていた記憶があります。ジェームス・コバーンは柔道の黒帯であり、また、ブルース・リーにジークンドー（截拳道、Jeet Kun Do; ブルース・リーが創始した拳法）も習っていました。ですから、基本的には〈強くてかっこいい男〉に憧れてということで、サンティ先生も入り方は同じだなと、そのとき妙に納得しました。決して何かしら高尚な理由で武術や気功を始めたわけではないということです。

今は、八卦掌の本の英訳をしているそうです。尹《いん》派八卦掌という古流の八卦掌であり、非常にシンプルで武術的だと、車の中で嬉しそうに話していた光景を今でも思い出します。サンティ先生は、そうして必ず毎回、帰りは車で送ってくれる、そういうお人柄です。一人でバスに乗って帰れますといったんはお断りするのですが、そんなこと言わず遠慮するなと言って、いつも車でシャミナード大学の丘を下ってくれました。

二〇一四年七月　海の見えるホノルルの仮寓より

湯川進太郎

追記："*The Tao of Stress*" の日本語版を出版したいと思い立ち、いの一番に北大路書房の若森乾也氏に相談したところ、即座にご賛同いただき、こうして晴れて日の目を見ることができました。また、出版にあたっては、編集の奥野浩之氏にたいへんお世話になりました。この場を借りて、深く感謝の意を表します。ありがとうございました。

引用文献

American Psychological Association (APA). 2007. *Stress in America Survey 2007.* http.apa.org/pubs/info/reports/2007-stress.doc; accessed December 12, 2011.

———. 2008. *Stress in America Survey 2008.* http.apa.org/news/press/releases/2008/10/stress-in-america.pdf; accessed December 12, 2011.

———. 2009. *Stress in America Survey 2009.* http.apa.org/news/press/releases/stress-exec-summary.pdf; accessed December 12, 2011.

———. 2010. *Stress in America Survey 2010.* http.apa.org/news/press/releases/stress/national-report.pdf; accessed December 12, 2011.

———. 2012. *Stress in America Survey 2011.* http.apa.org/news/press/releases/stress/2011/final-2011.pdf; accessed January 22, 2012.

Baike. 2007. *Taiqing Daoyin Yangsheng Jing*. http://baike.baidu.com/view/934892.htm; accessed February 27, 2013.

Benson, H. 1998. "Statement of Herbert Benson, MD, President, Mind/Body Medical Institute," in *Mind/Body Medicine: Hearing Before a Subcommittee of the Committee on Appropriations United States Senate One Hundred Fifth Congress Second Session. Special Hearing*. Washington, DC: Government Printing Office.

Berk, L. S., S. A. Tan, and D. Berk. 2008. "Cortisol and Catecholamine Stress Hormone Decrease Is Associated with the Behavior of Perceptual Anticipation of Mirthful Laughter." *FASEB Journal* 22:946.11

Bouchez, C. 2011. "Can Stress Cause Weight Gain? How to Keep the World's Woes from Weighing You Down." http://webmd.com/diet/features/can-stress-cause-weight-gain; accessed December 24, 2011.

Colbert, D. 2006. *The Seven Pillars of Health: The Natural Way to Better Health for Life*. Lake Mary, FL: Siloam.

Dallman, M. F. 2009. "Stress Induced Obesity and the Emotional Nervous System." *Trends in Endocrinology and Metabolism* 21(3):159-165.

Davis, M. D., and J. A. Hayes. 2011. "What Are the Benefits of Mindfulness? A Practice Review of Psychotherapy-Related Research." *Psychotherapy* 48(2):198-208.

Guo, Q. F. 1974. *Zhuangzi Jishi*. Taipei: Chung Hwa. www.hudong.com/wiki/%E6%9D%A8%E6%BE%84%E7%94%AB; accessed April 1, 2012.

Guanzi. 2012. *Neiye*. http://homepage.ntu.edu.tw/~duhbauruei/5rso/texts/1chim/te10/49.htm; accessed February 12, 2012.

Harvard Health. 2009. "Walking: Your Steps to Health." *Harvard Men's Health Watch*, August. http://health.harvard.edu/newsletters/Harvard_Mens_Health_Watch/2009/August/Walking-Your-steps-to-health; accessed August 6, 2012.

———. 2012. "Why Stress Causes People to Overeat." *Harvard Mental Health Letter*, February. http.health.harvard.edu/newsletters/Harvard_Mental_Health_Letter/2012/February/why-stress-causes-people-to-overeat; accessed January 3, 2013.

Howes, R. 2011. "Journaling in Therapy." Blog entry. http://psychology today.com/blog/in-therapy/201101/journaling-in-therapy; accessed January 15, 2013.

Jahnke, R., L. Larkey, C. Rogers, J. Etnier, and F. Lin. 2010. "A Comprehensive Review of Health Benefits of Qigong and Tai Chi." *American Journal of Health Promotion* 24(6):e1–e25.

Karlgren, B. 1975. *Analytical Dictionary of Chinese and Sino-Japanese*. Taipei: Ch'eng-Wen Publishing Company.

Kohn, L. 2008a. *Chinese Healing Exercises: The Tradition of Daoyin*. Honolulu: University of Hawaii Press.

———. 2008b. *Meditation Works in the Daoist, Buddhist, and Hindu Traditions*. Magdalena, NM: Three Pines Press.

———. 2010a. *Daoist Dietetics: Food for Immortality*. Dunedin, FL: Three Pines Press.

———. 2010b. *Sitting in Oblivion: The Heart of Daoist Meditation*. Dunedin, FL: Three Pines Press.

———. 2012. *A Sourcebook in Chinese Longevity*. St. Petersburg, FL: Three Pines Press.

Kraft, T. L., and S. D. Pressman. 2012. "Grin and Bear It: The Influence of Manipulated Facial Expressions on the Stress Response." *Psychological Science* 23(11):1372–1378.

Mayo Clinic Staff. 2010. "Stress Release from Laughter? Yes, No Joke." http://mayoclinic.com/health/stress-relief/SR00034; accessed January 14, 2013.

McEwen, B., with E. N. Lasley. 2002. *The End of Stress as We Know It*. Washington, DC: Joseph Henry Press.

Miller, D. 1993. "The Origins of Pa Kua Chang: Part 3." *Pa Kua Chang Journal* 3(4):25-29.

Neijing. 2007. *Huangdi Neijing*. www.chinapage.com/medicine/hw2.htm; accessed April 12, 2007.

Ratey, J. J. 2008. *Spark: The Revolutionary New Science of Exercise and the Brain*. New York: Little, Brown, and Company.

Regus. 2012. *From Distressed to De-stressed*. www.regus.presscentre.com/imagelibrary/downloadMedia.ashx?MediaDetailsID=44168; accessed January 19, 2013.

Robinet, I. 1993. *Taoist Meditation: The Mao-Shan Tradition of Great Purity*. Albany, NY: State University of New York.

Rogers, C., L. K. Larkey, and C. Keller. 2009. "A Review of Clinical Trials of Tai Chi and Qigong in Older Adults." *Western Journal of Nursing Research* 31(2):245-279.

Rosen, C. 2008. "The Myth of Multitasking." *New Atlantis*, Spring, 105-110. www.thenewatlantis.com/docLib/20080605_TNA20Rosen.pdf; accessed December 15, 2011.

Santee, R. G. 2007. *An Integrative Approach to Counseling: Bridging Chinese Thought, Evolutionary Theory, and Stress Management.* Thousand Oaks, CA: Sage Publications.

———. 2009. "Circle Walking: Daoism, Baguazhang, and the Relaxation Response." Paper Presented at the Fifth International Daoist Studies Conference, *The Past, Present, and Future of Daoism*, Wudangshan, Hubei, China.

———. 2010. "Sun Style Taiji Qigong: Taoist Internal Alchemy." *Qi: The Journal of Traditional Eastern Health and Fitness* 20(2):30–38.

———. 2011. "The Yijinjing." *Qi: The Journal of Traditional Eastern Health and Fitness* 21 (2):34–43.

Saso, M. 1994. *A Taoist Cookbook, with Meditations from the Laozi Daode Jing*. Boston: Tuttle.

Scott, E. 2011. "Cortisol and Stress: How to Stay Healthy."
http://stress.about.com/od/stresshealth/a/cortisol.htm; accessed December 14, 2011.

Segerstrom, S. C., and G. E. Miller. 2004. "Psychological Stress and the Human Immune System: A Meta-Analytic Study of 30 Years of Inquiry." *Psychological Bulletin* 130(4):601–630. www.ncbi.nlm.nih.gov/pmc/articles/PMC1361287; accessed December 14, 2011.

Sunzi. 2012. *Bing Fa*. www.360doc.com/content/09/1230/14/0_12304303.shtml; accessed December 20, 2012.

Tao Hongming. 2013. *Yangxing Yanming Lu*.
www.taoist.org.cn/webfront/webfront_showList.cgi?dircode=1110201000000000000&#0022;perPageNum=15&#0022;targetPage=Fdjxy3; accessed February 27, 2013.

Waehner, P. 2012. "Top 10 Reasons You Don't Exercise."
http://exercise.about.com/cs/fittingitin/a/exerciseobstacl.htm; accessed September 10, 2012.

Walsh, R., and S. L. Shapiro. 2006. "The Meeting of Meditative Disciplines and Western Psychology." *American Psychologist* 61(3):227–239.

Wang, K. 1993. *Lao Zi Dao De Jing Heshang Gong Zhang Zhu*. Beijing: Zhong Hua Shu Ju.

Wayne, P. M., and M. L. Fuerst. 2013. *The Harvard Medical School Guide to Tai Chi: 12 Weeks to a Healthy Body, strong Heart & Sharp Mind*. Boston: Shambhala.

WebMD. 2011. "The Effects of Stress on Your Body."
http://webmd.com/balance/guide/effects-of-stress-on-your-body; accessed December 12, 2011.

Yang, J. L. 1972. *Zhuangzi Jijie, Liezi Zhu*. Taipei: Shi Jie Shu Ju.

著者

ロバート・G・サンティ（Robert G. Santee）

アメリカ合衆国ハワイ州生まれ。ハワイ大学で2つの博士号（哲学と教育心理学）を取得。現在，シャミナード大学（Chaminade University of Honolulu）心理学教授および行動科学部長。アメリカ合衆国国家認定カウンセラー。福建省中国武術開発センター公認武術指導員，ハワイ州夏興武術社上級指導員。著書に*An Integrative Approach to Counseling*（2007, SAGE）がある。

訳者

湯川進太郎（ゆかわ・しんたろう）

愛知県名古屋市生まれ。早稲田大学を卒業後，筑波大学で博士号（心理学）を取得。現在，筑波大学人間系准教授。空手道糸東流六段，糸東流空手道正修館準師範。著書・訳書に『空手と禅』（2014，BABジャパン），『怒りの心理学』（2008，有斐閣），『スポーツ社会心理学』（2007，北大路書房）などがある。

タオ・ストレス低減法
道教と気功による心身アプローチ

2014年11月1日　初版第1刷印刷
2014年11月10日　初版第1刷発行

定価はカバーに表示してあります。

著　　者　ロバート・G・サンティ
訳　　者　湯川　進太郎
発 行 所　㈱北大路書房

〒603-8303　京都市北区紫野十二坊町12-8
電　話　(075) 431-0361㈹
FAX　(075) 431-9393
振　替　01050-4-2083

DTP制作／ラインアート日向・華洲屋　印刷・製本／㈱太洋社
検印省略　落丁・乱丁本はお取り替えいたします。
ISBN978-4-7628-2878-2　Printed in Japan